Dr. Markus Keller | Edith Gätjen

Vegane Ernährung

Schwangerschaft, Stillzeit und Beikost

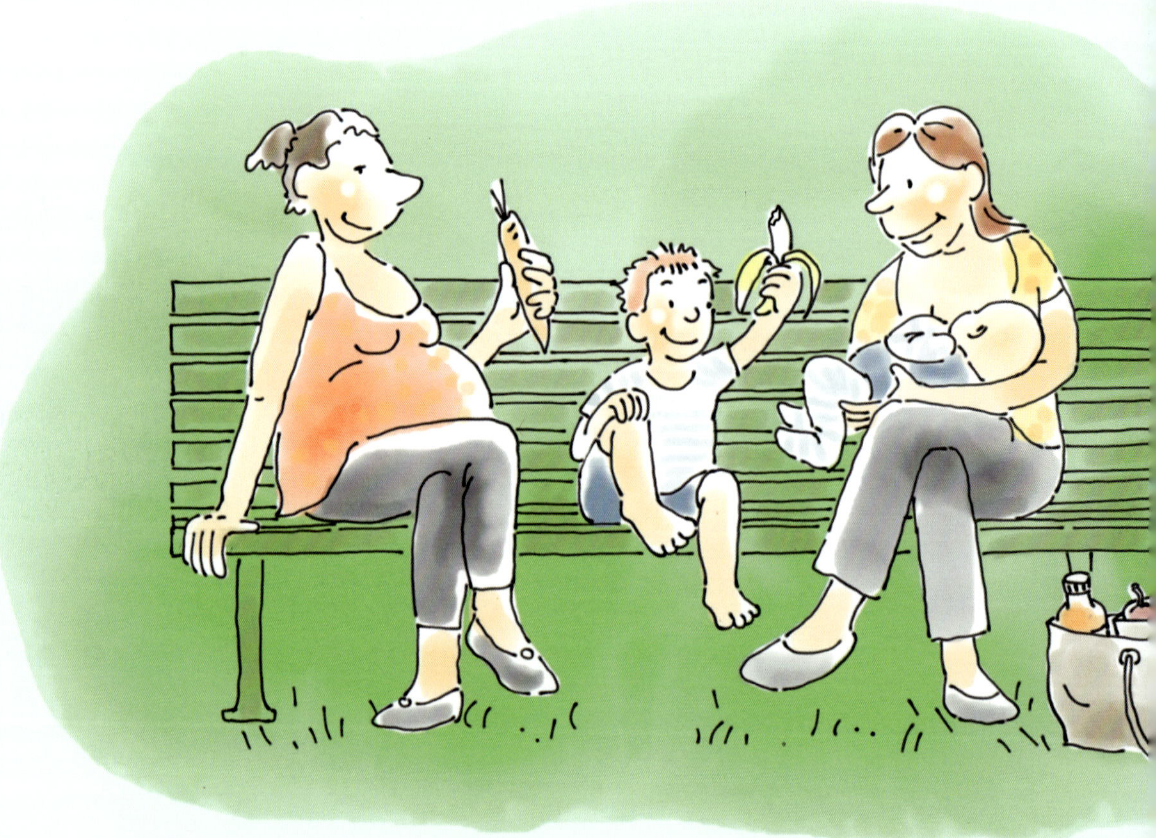

Dr. Markus Keller | Edith Gätjen

Vegane Ernährung

Schwangerschaft, Stillzeit und Beikost

Mutter und Kind gut versorgt

Unter Mitarbeit von
Rhea Dankers und Stine Weder

Ulmer

Vorwort

Vegane Ernährung ist kein Modetrend, sondern längst Teil einer gesellschaftlichen Entwicklung zu einer bewussteren Lebensweise. Besonders junge Menschen zwischen 20 und 30 Jahren, davon die Mehrheit Frauen, entscheiden sich für eine pflanzliche Ernährung. Viele dieser jungen Frauen möchten dann auch während der Schwangerschaft und der Stillzeit sich und ihr Kind vegan ernähren. Dabei stellt sich die berechtigte Frage, ob eine vegane Ernährung in dieser Lebensphase mit Risiken verbunden ist oder ob sie funktionieren kann.

Unsere Erfahrungen zeigen, dass sowohl bei Ernährungsfachkräften als auch bei Verbraucher/innen ein erheblicher Bedarf an fundierten Informationen zu diesem Thema besteht.

Bisher gibt es im deutschsprachigen Raum seitens der Fachgesellschaften keine praxisorientierten Empfehlungen für eine vegane Ernährung in Schwangerschaft, Stillzeit und im ersten Lebensjahr. Dieses Buch will dazu beitragen, diese Lücke zu schließen – aber dabei nicht als Aufforderung verstanden werden, sich in diesen Lebensphasen auf eine vegane Ernährung umzustellen.

Basierend auf den offiziellen Ernährungsempfehlungen und dem besonderen Nährstoffbedarf von schwangeren und stillenden Frauen sowie von Säuglingen haben wir Empfehlungen abgeleitet, wie eine gute Versorgung über pflanzliche Lebensmittel gelingen kann und wo eine Nährstoffergänzung notwendig ist. Dabei liegt der Fokus auf den kritischen Nährstoffen einer veganen Ernährung sowie einer gut geplanten Lebensmittelzusammenstellung und einer nährstoffoptimierten Zubereitung. Diese Empfehlungen werden außerdem in einer eigens konzipierten veganen Lebensmittelpyramide für schwangere Frauen visualisiert. Für dieses Buch haben wir außerdem erstmalig für den deutschen Sprachraum die vorliegende wissenschaftliche Studienlage zu veganer (und vegetarischer) Ernährung in Schwangerschaft und Stillzeit aufgearbeitet und dargestellt.

Das Buch richtet sich an vegane schwangere und stillende Frauen und ihre Familien sowie an Ernährungsfachkräfte wie Ökotropholog/innen und Diätassistent/innen, an Gynäkolog/innen, Kinderärzt/innen und Hebammen sowie Studierende aus diesen Fachbereichen.

Der Aufbau dieses Buches ist zweigeteilt: Markus Keller hat die Kapitel zu den Grundlagen und den gesundheitlichen Aspekten der veganen Ernährung sowie der Ernährung in Schwangerschaft und Stillzeit beigetragen, Edith Gätjen die Kapitel über kritische Nährstoffe in der Praxis, Muttermilch, Beikost, Küchenpraxis sowie den umfangreichen Rezeptteil.

Wir hoffen, dass wir mit diesem Buch Familien, die sich für eine vegane Ernährungsweise entschieden haben, Sicherheit in ihrem Tun und Freude beim Kochen und dem Verzehr der schmackhaften Gerichte geben können – und Fachleuten Kompetenz in der Beratung einer vollwertig veganen Ernährungsweise in Schwangerschaft, Stillzeit und im ersten Lebensjahr.

Viele Menschen haben zum Gelingen dieses Buches beigetragen. An erster Stelle danken wir unseren Kolleginnen Rhea Dankers und Stine Weder, die für die Kapitel 3 und 4 den Erstentwurf angefertigt haben. Beide haben uns bei der Kapitelstrukturierung unterstützt, das Gesamtmanuskript kritisch gegengelesen und zahlreiche wertvolle Hinweise gegeben. Unserer Kollegin Vanessa Rohden danken wir für das Korrekturlesen der Kapitel in der Erstfassung. Besonderer Dank gebührt unserer Kollegin Caroline Schaefer für die Berechnung der Tagespläne und Lebensmittelmengen zur veganen Lebensmittelpyramide sowie für die kritische Durchsicht des Gesamtmanuskripts. Bedanken möchte ich, Edith Gätjen, mich bei meiner Familie, die zur Optimierung der Rezepte beigetragen hat und ganz besonders bei meinem Mann, Dr. Bram Gätjen, der das Projekt mit kritischen Fragen vorangebracht hat.

Susanne Dinkel danken wir für die äußerst gelungenen Zeichnungen und die endlose Bereitschaft, Änderungswünsche zu unserer vollsten Zufriedenheit umzusetzen. Und last but not least bedanken wir uns bei Lisa Seibel, die uns als Kollegin und Lektorin im Ulmer Verlag eine kompetente und immer positiv gestimmte Ansprechpartnerin war.

Für alle Fehler bleiben die Autoren verantwortlich. Sachkritik und Verbesserungsvorschläge sind jederzeit willkommen.

Gießen/Köln, Nov. 2016 Markus Keller, Edith Gätjen

1 Was heißt vegan?

Veganer essen keine Lebensmittel, die von Tieren stammen: Sie haben wie Vegetarier Fleisch, Wurst und Fisch von ihrem Speiseplan gestrichen, zusätzlich aber auch Milch und Milchprodukte, Eier sowie häufig auch Honig. Dabei ist vegan oft weitaus mehr als eine Ernährungsweise, nämlich ein Lebensstil. Veganer wollen nicht, dass für sie Tiere leiden müssen oder getötet werden. Vegan leben bedeutet daher meist, dass neben der Ernährung auch Produkte und Dienstleistungen aus anderen Lebensbereichen gemieden werden, die mit Tierleid verbunden sind. Hierzu zählen beispielsweise Kosmetikartikel und Reinigungsmittel mit tierischen Bestandteilen sowie Produkte aus oder mit Leder, Wolle, Seide, Borsten oder Daunen. Auch Strom, der aus mit Schweinegülle gefüllten Biogasanlagen erzeugt wird, der Friseur mit nichtveganen Kosmetikprodukten oder Hotelzimmer mit Federbetten sind für manche Veganer tabu.

Nicht-Veganer mögen das mitunter als extrem oder zumindest als „spinnert" betrachten. Man könnte es aber auch einfach als (sehr) konsequent bezeichnen, wenn Menschen versuchen, ihrer Überzeugung in allen Lebensbereichen treu zu bleiben. Vielleicht ist ja auch das, was als normal betrachtet wird, extrem – nämlich die Art und Weise, wie Tiere heute „genutzt" werden, um Fleisch, Milch, Eier und andere Produkte zu produzieren.

Während sich der Vegetarismus bis etwa ins 8. Jahrhundert v. Chr. zurückverfolgen lässt, als sich im Norden des indischen Subkontinents eine Vorläuferform des Hinduismus herausbildete, ist der Veganismus deutlich jünger. Erste Aufzeichnungen zu Veganern gibt es seit dem 19. Jahrhundert in Großbritannien und den USA – damals wurden sie noch als „strikte Vegetarier" bezeichnet.[1] Das erste vegane Kochbuch erschien 1874 in New York, geschrieben vom Gesundheitsreformer und Arzt Russel Thacher Trall (1812–1877).[2] Der Begriff „vegan" geht wiederum auf Donald Watson (Großbritannien 1910–2005), einen der Gründer der *Vegan Society*, zurück. Er versuchte im Jahr 1944 einen prägnanten Begriff für die Lebensweise ohne Tiernutzung zu finden und verkürzte das englische „veg-etari-an" zu „vegan".[3]

Motive von Veganern

Den typischen Veganer gibt es genau so wenig wie den typischen Mischköstler. Dennoch haben Veganer viele Gemeinsamkeiten, beispielweise die Motivation. So geben in Befragungen meist 90 % oder mehr an, dass sie sich aus ethischen Gründen vegan ernähren.[4,5,6] Sie wollen weder die Massentierhaltung unterstützen, noch wenige Tage alte Kälber von ihren Müttern getrennt sehen oder die Massentötung männlicher Eintagsküken hinnehmen. Aus ihrer Sicht ist jegliche Produktion tierischer Lebensmittel unweigerlich mit Tierleid verbunden. Nur weniger Fleisch, Milch oder Eier zu konsumieren, würde demnach am Grundproblem der Ausnutzung von Tieren wenig ändern. Auch tierische Lebensmittel aus ökologischer Landwirtschaft sind für Veganer keine Alternative. Zwar ist die ökologische Tierhaltung teilweise deutlich tierfreundlicher als die Tierhaltung in der konventionellen Landwirtschaft (wenngleich es auch im Bio-Bereich immer wieder unrühmliche Ausnahmen gibt). Aber auch bei den Bio-Bauern geht es letztlich nicht darum, Tieren ein schönes (und langes) Leben zu ermöglichen, sondern Fleisch, Milch und Eier zu erzeugen und zu vermarkten.

Neben den ethischen Beweggründen nennen viele Veganer gesundheitliche Motive als zweithäufigsten Grund, jedoch mit deutlichem Abstand. Auch Ökologie, Welternährung und teilweise religiöse Aspekte spielen eine Rolle, sie werden aber noch seltener genannt. Dabei ist vieles im Fluss: Mancher Veganer hat seine Ernährung aus ethischer Überzeugung umgestellt und im Laufe der Zeit wurden auch gesundheitliche Aspekte immer wichtiger. Andere meiden tierische Produkte vornehmlich aus gesundheitlichen Gründen und nach einer gewissen Zeit kommen auch ethische Motive verstärkt hinzu.

Vegan – ein wachsender Trend

Auch wenn nicht genau bekannt ist, wie viele Veganer es in Deutschland gibt – die Anzahl dürfte in den letzten Jahren deutlich zugenommen haben. Der VEBU (Vegetarierbund Deutschland e. V.) schätzt aufgrund von demoskopischen Umfragen, dass mittlerweile 7,8 Millionen Vegetarier (knapp 10 % der Bevölkerung) und 900.000 Veganer (ca. 1 %) in Deutschland leben (Stand 2015).[7] Vieles spricht dafür, dass es immer mehr werden: das steigende Angebot an veganen Verpflegungsmöglichkeiten in Mensen, Kantinen und Restaurants (allein in Berlin gab es im Mai 2016 43 vegane Restaurants)[8], die wachsende Produktpalette an pflanzlichen Alternativen zu Fleisch, Wurst und Milchprodukten im Lebensmittelhandel oder die häufige Berichterstattung zum Thema „vegan“ in den Medien. Auch die Zahl veganer Kochbücher ist förmlich explodiert: Während es im Jahr 2011 ganze zwölf Neuveröffentlichungen in deutscher Sprache gab, waren es 2013 bereits 50 und 2015 sogar 119.[8]

Soziodemographische Studien zeigen, dass besonders eine Bevölkerungsgruppe den gesellschaftlichen Wandel zum Veganen antreibt: junge Frauen zwischen 20 und 30 Jahren mit überdurchschnittlicher Bildung.[9,10]

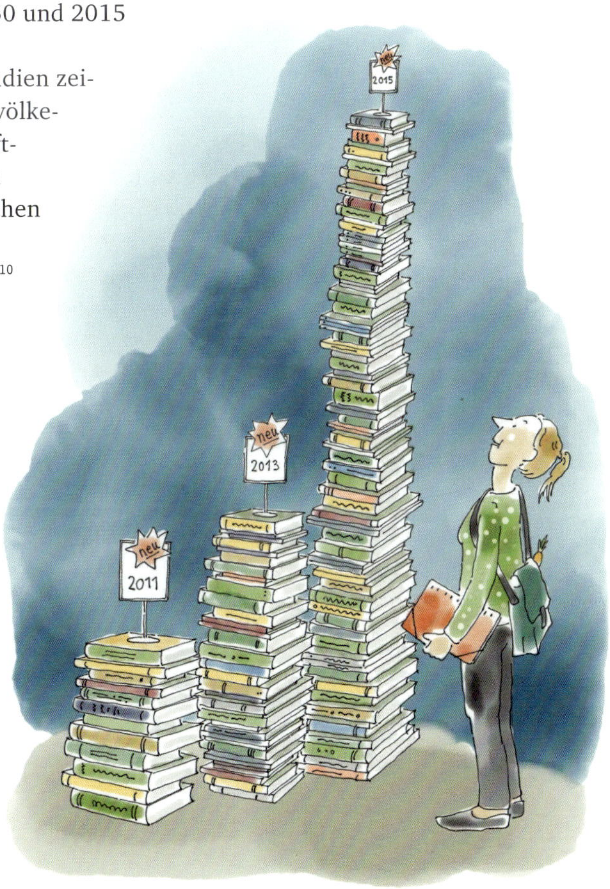

Wenn es also doch den „typischen Veganer“ geben sollte, dann wäre das die 25-jährige Studentin. Doch immerhin sind etwa ein Viertel der Veganer männlich und die Altersverteilung erstreckt sich von Kleinkindern bis hin zu Hochbetagten.

Wo überall „Tier“ drinstecken kann

Bei einigen Lebensmitteln ist auf den ersten Blick gar nicht klar, dass sie möglicherweise nicht vegan sind. Was soll beispielsweise an Wein oder Apfelsaft nicht vegan sein? Tatsächlich werden teilweise tierische Produkte wie Kasein (aus Milchprotein), Albumin (aus Eiprotein) oder Gelatine (aus Schweine- oder Rinderknochen) zur Klärung von Wein oder Fruchtsäften eingesetzt. Der Farbstoff Echtes Karmin (E120) wird aus weiblichen Schildläusen gewonnen. L-Cystein (E920), eine schwefelhaltige Aminosäure, macht Teige elastischer und leichter knetbar, außerdem sorgt es für die Luftigkeit von Gebäck. Das Mehlbehandlungsmittel kann mit Hilfe gentechnisch veränderter Mikroorganismen, aber auch aus Tierhaaren (z. B. Schweineborsten) und Federn hergestellt werden. Und es gibt viele weitere Beispiele für Zutaten, Zusatzstoffe und Aromen sowie Verarbeitungshilfsstoffe, die tierische Bestandteile enthalten oder mit ihrer Hilfe hergestellt werden. Um diese möglichst weitgehend zu meiden, ist ein genauer Blick in die Zutatenliste der Produkte nötig. Entsprechende Listen von nicht-veganen Inhaltsstoffen im Internet helfen dabei.

Das vegane Leben wird jedoch erheblich einfacher, wenn man frische Lebensmittel selbst zubereitet. So vermeidet man Zusatzstoffe und weiß genau, was drin ist. Wer außerdem Bio-Produkte kauft, tut nicht nur der Umwelt Gutes, sondern verbannt dadurch auch einen Großteil der unerwünschten Zusatzstoffe aus seinem Warenkorb. Während im konventionellen Lebensmittelbereich mehr als 300 verschiedene Zusatzstoffe zugelassen sind, erlaubt die EU-Öko-Verordnung weniger als 50. Farbstoffe, Süßstoffe, Stabilisatoren und Geschmacksverstärker sind in der ökologischen Lebensmittelverarbeitung sogar gänzlich verboten. Viele Bio-Anbauverbände sind noch strenger: So sind bei Bioland lediglich 24 und bei Demeter 22 Zusatzstoffe erlaubt, die als absolut notwendig für die Verarbeitung betrachtet werden.[11,12]

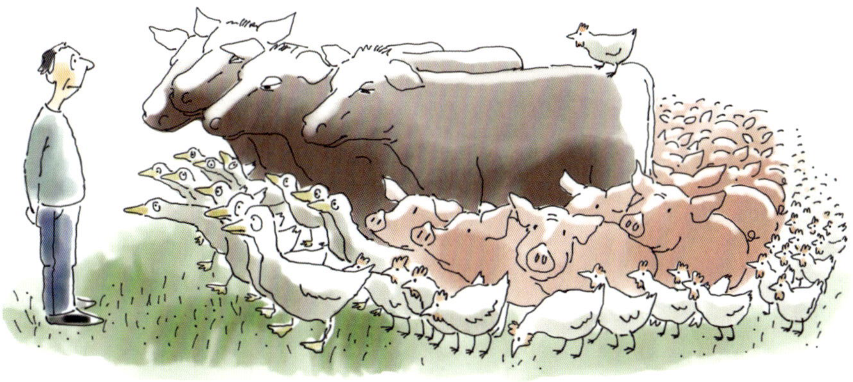

Gute Gründe für eine vegane Ernährung

Mehr als 1.000 Tiere verspeist jeder Deutsche im Laufe seines Lebens: unter anderem 4 Rinder, 12 Gänse, 46 Schweine und 945 Hühner; dabei sind Fische und andere Meerestiere noch nicht einmal eingerechnet.[13] Ein Großteil dieser Tiere wird unter alles andere als tiergerechten Bedingungen gezüchtet, gehalten, transportiert und geschlachtet. Auch Milchkühe kommen nach etwa 4–5 Jahren zum Schlachter, dann ist ihr auf Hochleistung gezüchteter Körper am Ende. Damit sie überhaupt Milch geben, werden Milchkühe einmal jährlich künstlich befruchtet; ihre männlichen Kälber gehen meist sofort in die Mast.[14] Legehennen werden nach etwa 12–15 Monaten geschlachtet, wenn ihre Legeleistung nachlässt. Und etwa 48 Millionen männliche Küken werden jährlich in Deutschland direkt nach dem Schlüpfen zerstückelt oder vergast, weil sie keine Eier legen können und als Hybridzüchtung auch nicht zur Fleischmast taugen.[15] Viele Gründe für immer mehr Menschen, sich vegan zu ernähren.

Die weltweite Tierhaltung zur Erzeugung von Fleisch, Milch und Eiern stößt mehr Treibhausgase aus als der globale Verkehrssektor – also alle Autos, Schiffe, Flugzeuge und Züge zusammen.[16,17] In Deutschland entfallen etwa 40 % der Klimagase im durchschnittlichen Lebensmittelkorb auf Fleisch und Wurst, weitere 25 % auf Milch und Milchprodukte.[18] Durch eine vegetarische Ernährung können wir etwa ein Drittel und durch eine vegane Ernährung etwa die Hälfte unserer Treibhausgasmenge im Ernährungsbereich einsparen.[19]

Für die Erzeugung unserer Lebensmittel verbraucht jeder Deutsche etwa 3.900 Liter Wasser – pro Tag.[20] Tierische Lebensmittel sind dabei deutlich wasserintensiver als pflanzliche, vor allem wegen des Wasserbedarfs der Futtermittel. Allein für die Herstellung von einem Kilogramm Rindfleisch werden etwa 15.500 Liter benötigt, davon 15.300 Liter für die Futterpflanzen.[21] Wer sich vegetarisch ernährt, kann seinen persönlichen Wasserfußabdruck im Ernährungsbereich um mehr als ein Drittel, bei veganer Ernährung um mehr als die Hälfte verringern.[22]

Etwa ein Drittel der weltweiten Ackerflächen wird für den Anbau von Futtermitteln, wie Soja und Getreide, in Anspruch genommen – um unsere Mastschweine, Rinder und Hühner zu füttern.[23] Diese Flächen könnten auch direkt der Ernährung der Weltbevölkerung dienen. Zudem ist der Umweg über Tiere auch eine riesige Verschwendung von Nahrungsenergie, denn nur ein kleiner Teil der in den Futtermitteln enthaltenen Kalorien ist im erzeugten Fleisch, der Milch oder den Eiern enthalten. Der Großteil geht über den Stoffwechsel der Tiere und zum Aufbau nichtfleischliefernder Körpergewebe wie Knochen und Sehnen verloren. So sind für die Herstellung von 1 kg Fleisch im weltweiten Durchschnitt etwa 7–10 kg Getreide notwendig.[24] Würden wir das heute als Futtermittel ver(sch)wendete Soja und Getreide direkt der menschlichen Ernährung zur Verfügung stellen, stünden uns global 70 % mehr Nahrungskalorien zur Verfügung. Damit könnten wir bereits heute 4 Milliarden Menschen mehr ernähren als derzeit auf der Erde leben.[25]

Aber auch die Gesundheit profitiert von einer veganen Ernährung. So zeigen zahlreiche Studien, dass Veganer (und Vegetarier) schlanker sind, einen niedrigeren Blutdruck haben und seltener an Typ-2-Diabetes sowie Herz-Kreislauf-Erkrankungen leiden und sterben. Auch das Krebsrisiko ist leicht verringert. Dabei ist der insgesamt gesündere Lebensstil von Veganern bereits statistisch berücksichtigt. Richtig durchgeführt, bietet eine vollwertige vegane Ernährung eine gute Versorgung mit den meisten Nährstoffen. Auf kritische Nährstoffe, vor allem Vitamin B_{12}, muss hingegen besonders geachtet werden.[26] Das gilt vor allem für Lebensphasen mit erhöhtem Nährstoffbedarf, wie Schwangerschaft, Stillzeit und Kindheit.

Literatur

1 The Dietetic Reformer and Vegetarian Messenger (1884): Vol XI. p. 237

2 Davis J (2012): The first vegan cookbook – New York 1874. (www.vegsource.com/john-davis/the-first-vegan-cookbook---new-york-1874.html) (abgerufen 24.10.2016)

3 Vegan Society (2014): Ripened by human determination: seventy years of the vegan society. (www.vegansociety.com/sites/default/files/uploads/Ripened%20by%20human%20determination.pdf) (abgerufen 24.10.2016)

4 Grube A (2006): Vegane Lebensstile. Ibidem, Stuttgart

5 Janssen M, Busch C, Rodiger M, Hamm U (2016): Motives of consumers following a vegan diet and their attitudes towards animal agriculture. Appetite 105, 643–651

6 Kerschke-Risch P (2015): Vegane Ernährung: Motive, Einstieg und Dauer – Erste Ergebnisse einer quantitativen sozialwissenschaftlichen Studie. Ernährungs Umschau 62 (6), 98-103

7 VEBU (Vegetarierbund Deutschland) (o. J.): Anzahl der Vegetarier und Veganer in Deutschland. (https://vebu.de/veggie-fakten/entwicklung-in-zahlen/anzahl-veganer-und-vegetarier-in-deutschland/) (abgerufen 24.10.2016)

8 VEBU (Vegetarierbund Deutschland) (o. J.): Vegan-Trend: Daten und Fakten zum Veggie-Boom. (https://vebu.de/veggie-fakten/entwicklung-in-zahlen/vegan-trend-fakten-zum-veggie-boom) (abgerufen 24.10.2016)

9 Friedrich-Schiller-Universität Jena (2007): Ergebnisse der Vegetarierstudie. (www.vegetarierstudie.uni-jena.de/2007) (abgerufen 09.04.2014)

10 Kerschke-Risch P (2015): Vegan diet: motives, approach and duration. Ernähr Umsch 62 (6), 98–103

11 Bioland (2015): Zusatzstoffe. (www.bioland.de/fileadmin/dateien/HP_Dokumente/Richtlinien/Zusatzstoffe_Stand_06_2015.pdf) (abgerufen 24.10.2016)

12 Demeter (2011): Unterschied von Bio zu Demeter → Verarbeitung. (www.demeter.de/verbraucher/ueber-uns/was-ist-demeter/unterschied-von-bio-zu-demeter) (abgerufen 24.10.2016)

13 Welt (2015): So viele Tiere isst der Deutsche in seinem Leben. (www.welt.de/vermischtes/article4686846/So-viele-Tiere-isst-der-Deutsche-in-seinem-Leben.html) (abgerufen 24.10.2016)

14 Albert Schweitzer Stiftung für unsere Mitwelt (o. J.): Milchkühe. (https://albert-schweitzer-stiftung.de/massentierhaltung/milchkuehe) (abgerufen 24.10.2016)

15 Albert Schweitzer Stiftung für unsere Mitwelt (o. J.): Legehennen. (https://albert-schweitzer-stiftung.de/massentierhaltung/legehennen) (abgerufen 24.10.2016)

16 FAO (Food and Agriculture Organization) (2013): Tackling climate change through livestock. p. xii (www.fao.org/3/8d293990-ea82-5cc7-83c6-8c6f461627de/i3437e.pdf) (abgerufen 24.10.2016)

17 EPA (US Environment Protection Agency) (2016): Global greenhouse gas emissions data → Global emissions by economic sector. (www.epa.gov/ghgemissions/global-greenhouse-gas-emissions-data) (abgerufen 24.10.2016)

18 WWF (World Wide Fund for Nature) Deutschland (Hrsg.) (2012): Klimawandel auf dem Teller. Berlin. S. 27

19 Meier T (2013): Umweltwirkungen der Ernährung auf Basis nationaler Ernährungserhebungen und ausgewählter Umweltindikatoren. Dissertation, Universität Halle-Wittenberg. S. 249

20 WWF (World Wide Fund for Nature) Deutschland (Hrsg.) (2009): Der Wasser-Fußabdruck Deutschlands. Frankfurt. S. 11

21 Mekonnen MM, Hoekstra AY (2010): The green, blue and grey water footprint of farm animals and animal products. Value of Water Res. Rep. Ser. 48. UNESCO-IHE, Delft. p. 29

22 Hoekstra AY (2012): The hidden water resource use behind meat and dairy. Anim Front 2 (2), 3–8

23 FAO (Food and Agriculture Organization) (2006): Livestock's long shadow. (ftp://ftp.fao.org/docrep/fao/010/a0701e/a0701e.pdf) (abgerufen 24.10.2016)

24 UNCCD (United Nations Convention to Combat Desertification) (2012): High prices on commodity market. (www.unccd.int/en/programmes/Thematic-Priorities/Food-Sec/Pages/Wors-Fact.aspx) (abgerufen 24.10.2016)

25 Cassidy ES, West PC, Gerber JS, Foley JA (2013): Redefining agricultural yields: from tonnes to people nourished per hectare. Environ Res Lett 8, 034015 (8pp)

26 Leitzmann C, Keller M (2013): Vegetarische Ernährung. Ulmer, Stuttgart. 3. Aufl.

2 Vegane Vollwert-Ernährung

Eine vegane Ernährung kann sehr gesundheitsfördernd sein. Voraussetzung dafür ist, dass eine abwechslungsreiche und vollwertige Lebensmittelauswahl erfolgt. Wer nur Fleisch, Fisch, Milchprodukte und Eier weglässt, aber ansonsten viele Fertiggerichte und veganes Fast Food konsumiert, tut seiner Gesundheit keinen großen Gefallen. Außerdem gilt es, auf eine ausreichende Zufuhr der kritischen Nährstoffe einer rein pflanzlichen Ernährung (siehe Kap. 3) zu achten. Eine Orientierung an den Empfehlungen der Vollwert-Ernährung hilft dabei, sich auch vegan optimal zu versorgen.

Heute sind viele Lebensmittel, die es im Supermarkt zu kaufen gibt, stark verarbeitet. Dabei gehen wertvolle Inhaltsstoffe verloren. In der Vollwert-Ernährung werden hingegen Lebensmittel bevorzugt, die noch ihren „vollen Wert" haben: Vollkornprodukte statt Auszugsmehl, frisches Gemüse und Obst statt Konserven und Fertigprodukte, Pellkartoffeln statt Pommes frites oder Kartoffelchips usw.

Die Prinzipien der Vollwert-Ernährung sind schon seit der Antike bekannt. Verknüpft mit modernen wissenschaftlichen Erkenntnissen wurde daraus die *Gießener Konzeption der Vollwert-Ernährung* entwickelt. Sie ist definiert als „eine überwiegend pflanzliche (lakto-vegetabile) Ernährungsweise, bei der gering verarbeitete Lebensmittel bevorzugt werden. Gesundheitlich wertvolle, frische Lebensmittel werden zu genussvollen und bekömmlichen Speisen zubereitet (...)".[1] Nichts anderes steckt übrigens hinter dem neuen Ernährungstrend des Clean Eating, sozusagen „Vollwert 2.0".[2] Die „klassische" Vollwert-Ernährung gibt es in zwei Varianten: zum einen lakto-ovo-vegetarisch (pflanzliche Lebensmittel plus Milchprodukte und Eier) und zum anderen als Mischkost mit sehr geringen Mengen an Fleisch und Fisch. Dieses und die folgenden Kapitel zeigen, wie eine vegane Variante der Vollwert-Ernährung umgesetzt werden kann.

Vollwert-Ernährung versteht sich ganzheitlich

Die Vollwert-Ernährung ist ganzheitlich orientiert: Neben gesundheitlichen Aspekten wird auch die Umwelt-, Wirtschafts- und Sozialverträglichkeit unseres Ernährungssystems berücksichtigt. Denn die Auswahl der Lebensmittel beeinflusst nicht nur die eigene Gesundheit, sondern hat viele weitere Auswirkungen. Mit unserem Einkaufskorb entscheiden wir beispielsweise mit, wie Tiere in der Landwirtschaft gehalten werden, ob Böden, Wasser und Lebensmittel mit Pestiziden belastet sind, wie groß unser Wasserfußabdruck ist und ob die Kleinbauern, die den Kakao für unsere Schokolade erzeugen, von ihrer Arbeit leben können. Die Vollwert-Ernährung als nachhaltige und zukunftsfähige Ernährungsweise berücksichtigt diese und viele weitere Aspekte. Zusammengefasst wurden sie in den sieben Grundsätzen der Vollwert-Ernährung.

Die sieben Grundsätze der Vollwert-Ernährung[3]

1. Genussvolle und bekömmliche Speisen
2. Bevorzugung pflanzlicher Lebensmittel (überwiegend lakto-vegetabile Kost)
3. Bevorzugung gering verarbeiteter Lebensmittel – reichlich Frischkost
4. Ökologisch erzeugte Lebensmittel
5. Regionale und saisonale Erzeugnisse
6. Umweltverträglich verpackte Produkte
7. Fair gehandelte Produkte

Pflanzliche Lebensmittel – ein Plus für die Gesundheit

Pflanzliche Lebensmittel versorgen uns mit vielen wichtigen Nährstoffen, die wir für den Erhalt unserer Körperfunktionen brauchen. Dabei weisen naturbelassene pflanzliche Produkte wie Vollkorngetreide, Hülsenfrüchte, Gemüse und Obst meist eine höhere Nährstoffdichte auf als tierische Lebensmittel: Sie enthalten mehr Vitamine und Mineralstoffe bei weniger Energie. Außerdem liefern pflanzliche Lebensmittel meist weniger Fett, dafür von besserer Qualität (weniger gesättigte, mehr einfach und mehrfach ungesättigte Fettsäuren, was günstige Effekte auf die Blutfettwerte hat), sowie mehr komplexe, langkettige Kohlenhydrate (was sich positiv auf die Blutzuckerkurve auswirkt). Zusätzlich versorgen sie uns mit gesundheitsfördernden Ballaststoffen und sekundären Pflanzenstoffen.

Zahlreiche Studien zeigen, dass Menschen mit einem hohen Verzehr pflanzlicher Lebensmittel, wie Vegetarier und Veganer, ein verringertes Risiko für zahlreiche ernährungsassoziierte Krankheiten aufweisen. Hierzu zählen Übergewicht, Diabetes Typ 2, Bluthochdruck, Herz-Kreislauf-Erkrankungen und teilweise Krebs.[4]

Gering verarbeitete Lebensmittel und Frischkost bieten mehr

Fertiggerichte, Fast Food und stark verarbeitete Lebensmittel sind beliebt, vor allem weil sie Zeit sparen und leicht verfügbar sind. Bei der industriellen Verarbeitung gehen jedoch viele wertvolle Inhaltsstoffe verloren oder werden vermindert: Vitamine, Mineralstoffe, Ballaststoffe und sekundäre Pflanzenstoffe (Tab. 2.1). Dadurch sinkt die Nährstoffdichte der Lebensmittel und damit ihr Beitrag zu einer gesundheitsfördernden Ernährung. Außerdem enthalten diese Produkte oft viel Fett, Zucker und Salz sowie

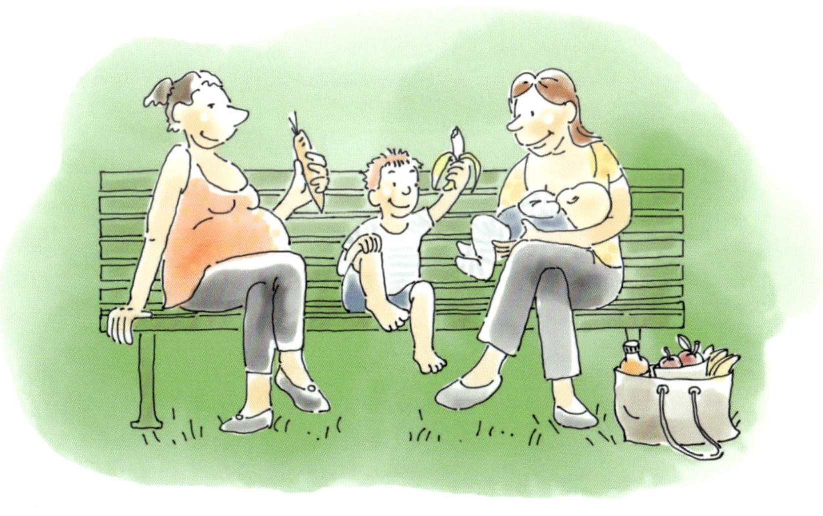

Aromen und Zusatzstoffe, wie Geschmacksverstärker, Farb- und Konservierungsstoffe. Frische, möglichst gering verarbeitete pflanzliche Lebensmittel versorgen uns hingegen reichlich mit wichtigen Nährstoffen. Da viele Vitamine und sekundäre Pflanzenstoffe hitzeempfindlich sind, sollte etwa ein Drittel bis die Hälfte der Nahrungsmenge in Form unerhitzter Frischkost verzehrt werden – individuell angepasst nach Geschmack und Bekömmlichkeit. Übrigens freut sich auch der Geldbeutel, denn Fertiggerichte sind meist deutlich teurer als die eigene Zubereitung aus unverarbeiteten Nahrungsmitteln.

Tab. 2.1: Ausgewählte Inhaltsstoffe von 500 g Weizen-Vollkornbrot und Weißbrot[5]

Inhaltsstoff	Vollkornbrot		Weißbrot	
Vitamin B_1	1,15 mg	100 %	0,45 mg	39 %
Vitamin E	4 mg	100 %	3 mg	75 %
Folat	145 µg	100 %	110 µg	76 %
Magnesium	300 mg	100 %	120 mg	40 %
Eisen	10 mg	100 %	3,5 mg	35 %
Ballaststoffe	42 g	100 %	15 g	36 %

Die Prozentangaben beziehen sich auf die größtmöglichen Mengen der jeweiligen Inhaltsstoffe im Vollkornbrot (Maximum = 100 %)

Vorteile der veganen Vollwert-Ernährung

Eine vegane Vollwert-Ernährung mit möglichst gering verarbeiteten, frischen Lebensmitteln liefert reichlich gesundheitsfördernde Vitamine, Mineralstoffe, Ballaststoffe und sekundäre Pflanzenstoffe.

Öko-Lebensmittel – gut für Mensch, Tier und Umwelt

Biologisch erzeugte Lebensmittel haben meist eine bessere Ökobilanz als konventionelle, da geringere Mengen an Energie und Rohstoffen verbraucht werden und weniger Treibhausgase entstehen. Im ökologischen Landbau sind chemisch-synthetische Pestizide und leichtlösliche Stickstoffdüngemittel – die Klima, Wasser und Böden belasten – verboten. Dies fördert, ebenso wie die schonendere Bodennutzung, die natürliche Bodenfruchtbarkeit und den für die biologische Bodenaktivität wichtigen Humusaufbau.

Auch die Artenvielfalt von Pflanzen und Tieren ist auf ökologisch bewirtschafteten Flächen größer. Auf Gentechnik wird bei der Erzeugung und Verarbeitung von Öko-Lebensmitteln komplett verzichtet. Zudem sind in der ökologischen Landwirtschaft (etwas) tiergerechtere Haltungsbedingungen vorgeschrieben.[6]

Mit dem Kauf von Öko-Lebensmitteln tun wir auch unserer Gesundheit etwas Gutes, denn sie enthalten tendenziell mehr wertgebende Inhaltsstoffe, vor allem gesundheitsfördernde sekundäre Pflanzenstoffe, und deutlich weniger Pestizidrückstände als Produkte aus konventioneller Landwirtschaft.[7] Außerdem sind bei Bio-Lebensmitteln deutlich weniger Zusatzstoffe zugelassen als in der konventionellen Lebensmittelverarbeitung (etwa 50 statt 300).[8]

EU-Bio-Logo

Deutsches Bio-Siegel

Wo Bio draufsteht, muss auch Bio drin sein

Die Begriffe „Bio“ und „Öko“, sowie die adjektivische Verwendung, sind im Lebensmittelbereich durch die EU-Rechtsvorschriften für den ökologischen Anbau gesetzlich geschützt. Eindeutige Erkennungsmerkmale sind das vorgeschriebene EU-Bio-Logo mit dem Ökokontrollstellencode und der Herkunftsangabe der Zutaten. Zusätzlich finden sich auf vielen Produkten das freiwillige deutsche Bio-Siegel oder auch das Logo eines deutschen Bio-Anbauverbandes (Abb. 2.1). Diese stellen noch strengere Anforderungen an die Erzeugung und Verarbeitung der Produkte. Staatlich zugelassene, unabhängige Kontrollstellen überprüfen jeden Bio-Betrieb mindestens einmal jährlich auf die Einhaltung der EU-Rechtsvorschriften für den ökologischen Anbau.

Regionale und saisonale Lebensmittel sind erste Wahl

Mit dem Kauf von regionalem und saisonalem Gemüse und Obst unterstützen wir die heimische Landwirtschaft und sichern uns Frische, Qualität und vor allem Geschmack. Saisonale Lebensmittel hatten ausreichend Zeit zum Ausreifen, daher weisen sie meist höhere Gehalte an Vitaminen und sekundären Pflanzenstoffen auf.[9] Regional erzeugte Lebensmittel sparen lange Transportwege, die viel Energie verbrauchen und das Klima mit Treibhausgasen belasten. Besonders klimaschädlich sind Flugtransporte, z. B. für südafrikanische Erdbeeren oder ägyptische Bohnen im Winter.[10,11] Aber auch einheimische Ware aus beheizten Gewächshäusern belastet das Klima (Tab. 2.2). Optimal sind daher regional und saisonal erzeugte Bio-Produkte aus Freilandanbau. Auch den Einkauf selbst können wir umweltverträglicher gestalten, indem wir beispielsweise zu Fuß gehen oder das Rad benutzen.

Abb. 2.1: Übersicht über Bio-Logos in Deutschland

Heimisches Obst und Gemüse: Wann gibt es was?

	Jan.	Feb.	März	April	Mai	Juni	Juli	Aug.	Sep.	Okt.	Nov.	Dez.
Obst												
Äpfel	Lager	Lager	Lager	Lager	Lager			Freiland	Freiland	Freiland	Lager	Lager
Aprikosen							Freiland	Freiland				
Birnen	Lager							Freiland	Freiland	Lager	Lager	Lager
Brombeeren								Freiland	Freiland	Freiland		
Erdbeeren					Geschützt	Freiland	Freiland	Freiland	Freiland	Geschützt		
Heidelbeeren							Freiland	Freiland				
Himbeeren						Geschützt	Freiland	Freiland				
Johannisbeeren						Freiland	Freiland	Freiland				
Kirschen, sauer							Freiland	Freiland				
Kirschen, süß						Geschützt/Freiland	Freiland	Freiland				
Mirabellen							Freiland	Freiland				
Pfirsiche							Freiland	Freiland				
Pflaumen								Freiland	Freiland			
Quitten										Freiland	Freiland	
Stachelbeeren							Freiland	Freiland	Freiland			
Tafeltrauben								Freiland	Freiland	Freiland		
Gemüse												
Blumenkohl				Geschützt	Freiland	Freiland	Freiland	Freiland	Freiland	Freiland	Freiland	
Bohnen						Freiland	Freiland	Freiland	Freiland	Freiland		
Brokkoli					Freiland	Freiland	Freiland	Freiland	Freiland	Freiland	Freiland	
Chicorée	Lager	Lager	Lager	Lager	Lager	Lager	Lager	Lager	Lager	Lager	Lager	Lager
Chinakohl	Lager	Lager	Lager	Lager	Geschützt	Freiland	Freiland	Freiland	Freiland	Freiland	Freiland	Lager
Erbsen					Freiland	Freiland	Freiland	Freiland	Freiland			
Fenchel					Geschützt	Freiland	Freiland	Freiland	Freiland	Freiland	Freiland	
Grünkohl	Freiland	Freiland							Freiland	Freiland	Freiland	Freiland
Gurken: Salat-, Minigurken		beheizt	beheizt	beheizt/ungeheizt	beheizt/ungeheizt	beheizt/ungeheizt	beheizt/ungeheizt	beheizt/ungeheizt	beheizt/ungeheizt	beheizt/ungeheizt		
Gurken: Einlege-, Schälgurken						Freiland	Freiland	Freiland	Freiland			
Kartoffeln	Lager	Lager	Lager	Lager	Lager	Lager/Freiland	Lager/Freiland	Lager/Freiland	Lager/Freiland	Lager/Freiland	Lager/Freiland	Lager
Kohlrabi					Geschützt/Freiland	Freiland	Freiland	Freiland	Freiland	Freiland	ungeheizt	
Kürbis	Lager	Lager	Lager						Freiland	Freiland	Freiland	Lager
Möhren	Lager	Lager	Lager	Lager	Lager/Geschützt	Lager/Freiland	Freiland	Freiland	Freiland	Freiland	Freiland	Lager
	Jan.	Feb.	März	April	Mai	Juni	Juli	Aug.	Sep.	Okt.	Nov.	Dez.

Sehr geringe Klimabelastung:

Freiland = Freilandprodukte

Geringe bis mittlere Klimabelastung:

Geschützt = „Geschützter Anbau“ (Abdeckung mit Folie oder Vlies, ungeheizt)

Lager = Lagerware

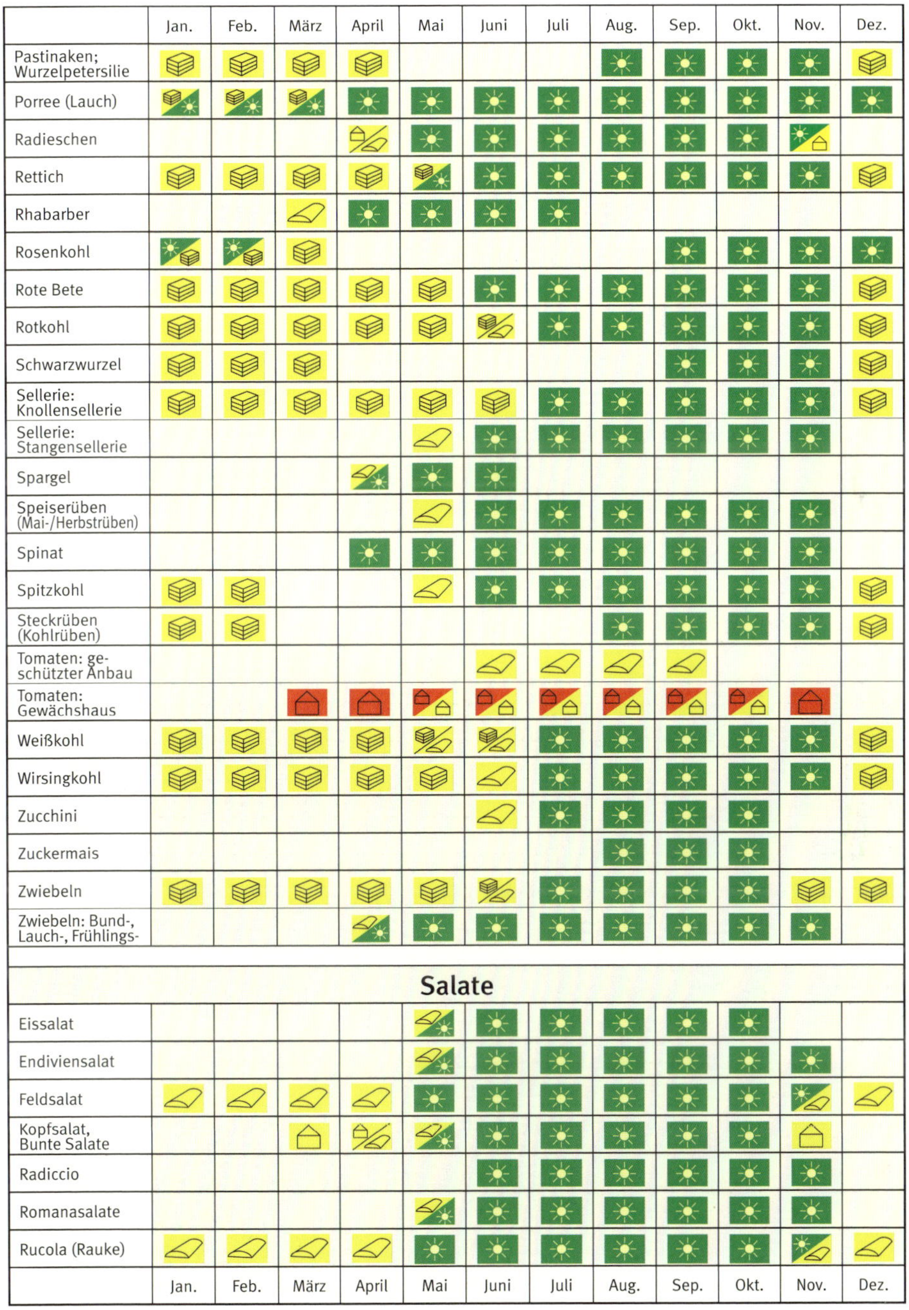

Geringe bis mittlere Klimabelastung:

Produkte aus ungeheizten oder schwach geheizten Gewächshäusern

Hohe Klimabelastung:

Produkte aus geheizten Gewächshäusern

Saisonkalender Heimisches Obst und Gemüse, www.verbraucherzentrale.de

Tab. 2.2: Treibhausgas-Emissionen bei Freiland-Anbau und beheiztem Treibhaus-Anbau[12]

	CO_2-Äquivalente (kg/kg Lebensmittel)	
	Freiland-Anbau	Beheizter Treibhaus-Anbau
Lauch	0,19	5,4
Kopfsalat	0,14	4,5
Gurken	0,17	2,3
Paprika	0,21	1,1
Tomaten	0,11	0,9

Saisonkalender

Bei den Verbraucherzentralen gibt es Saisonkalender für einheimisches Gemüse und Obst. Sie bieten einen guten Überblick, welche Lebensmittel in welchen Monaten (Freiland)Saison haben bzw. gerade nicht regional-saisonal verfügbar sind (Lager-, Gewächshaus- oder Importware) (siehe Übersicht S. 22/23).

Umweltfreundliche Verpackungen verbessern die Ökobilanz

Wenn wir Verpackungen vermeiden bzw. bewusster damit umgehen, können wir den Energie- und Ressourcenverbrauch für deren Herstellung und Entsorgung senken.

Die wichtigsten Tipps:
- lose statt verpackte Lebensmittel (z. B. Gemüse, Obst und Kartoffeln)
- Mehrweg statt Einweg
- umweltfreundliche Verpackung (Stofftaschen zum Einkauf mitnehmen, Plastiktüten sowie Kleinst- und Mehrfachverpackungen vermeiden).

In Deutschland werden pro Person und Jahr 76 Plastiktüten verbraucht.[13] Das sind 6,1 Milliarden pro Jahr oder 11.700 Stück pro Minute! Die meisten Plastiktüten sind biologisch nicht abbaubar – bis sie zerfallen sind, dauert es Hunderte bis Tausende Jahre. Landen sie nicht ordnungsgemäß im Plastikmüll, belasten Plastiktüten die Umwelt und gefährden Tiere.[14]

Plastiktüten

Nach Schätzungen landen jährlich zwischen 4,8 und 12,7 Millionen Tonnen Plastik im Meer.[15] Dies hat zur Folge, dass etwa 90 % aller Seevögel während ihres Lebens Plastik zu sich genommen haben.[16] Daher hat sich die EU-Kommission zum Ziel gesetzt, dass alle Mitgliedstaaten den Pro-Kopf-Verbrauch an Plastiktüten bis 2025 auf maximal 40 Tüten jährlich reduzieren sollen. Seit Juli 2016 erheben in Deutschland mehr als 240 Handelsunternehmen eine Gebühr auf Kunststofftüten.[17]

Fair gehandelte Produkte – Genuss mit gutem Gewissen

Viele unserer Lebens- und Genussmittel werden aus sogenannten Entwicklungsländern importiert. Doch nur Wenigen ist bewusst, unter welchen Bedingungen diese Produkte dort hergestellt werden: Teilweise herrschen menschenunwürdige Arbeitsbedingungen, einschließlich ausbeuterischer Formen der Kinderarbeit und Sklaverei.[18,19] Aber auch Landwirte in Deutschland können aufgrund des Preisdrucks oft nicht mehr kostendeckend arbeiten. Der faire Handel trägt dazu bei, diese Ungerechtigkeiten zu vermindern. So erhalten die Erzeuger von fair gehandelten Produkten einen Mindestpreis, der ihre Produktionskosten deckt und über dem Weltmarktpreis liegt. Weitere Mindeststandards sorgen für eine geringere Gesundheits- und Umweltbelastung, etwa beim Pestizideinsatz und Trinkwasserschutz. Fairer Handel fördert auch den Bau von Schulen, Krankenhäusern und anderen sozialen Einrichtungen.[20] Fair gehandelte Produkte erkennt man an verschiedenen Siegeln, beispielsweise dem „Fairtrade Deutschland"-Siegel (**Abb. 2.2**). Kaufen wir heimische Produkte, sichern wir auch Arbeitsplätze in unserer Region.

Abb. 2.2: Siegel für Produkte aus Fairem Handel

Lebensmittelabfälle vermeiden

In Deutschland landen viele Lebensmittel im Müll, etwa 11 Millionen Tonnen pro Jahr. Neben den Abfällen bei Großverbrauchern (z. B. Restaurants, Betriebskantinen und Schulmensen), in der Lebensmittelindustrie und im Handel entstehen die mit Abstand meisten Lebensmittelabfälle in Privathaushalten: Jeder Deutsche wirft durchschnittlich mehr als 80 kg Lebensmittel pro Jahr weg. Etwa zwei Drittel davon wären noch verzehrsfähig gewesen. Vor allem Gemüse, Obst und Backwaren, aber auch Essensreste landen in der Tonne (**Abb. 2.3**). Für die Erzeugung dieser weggeworfenen

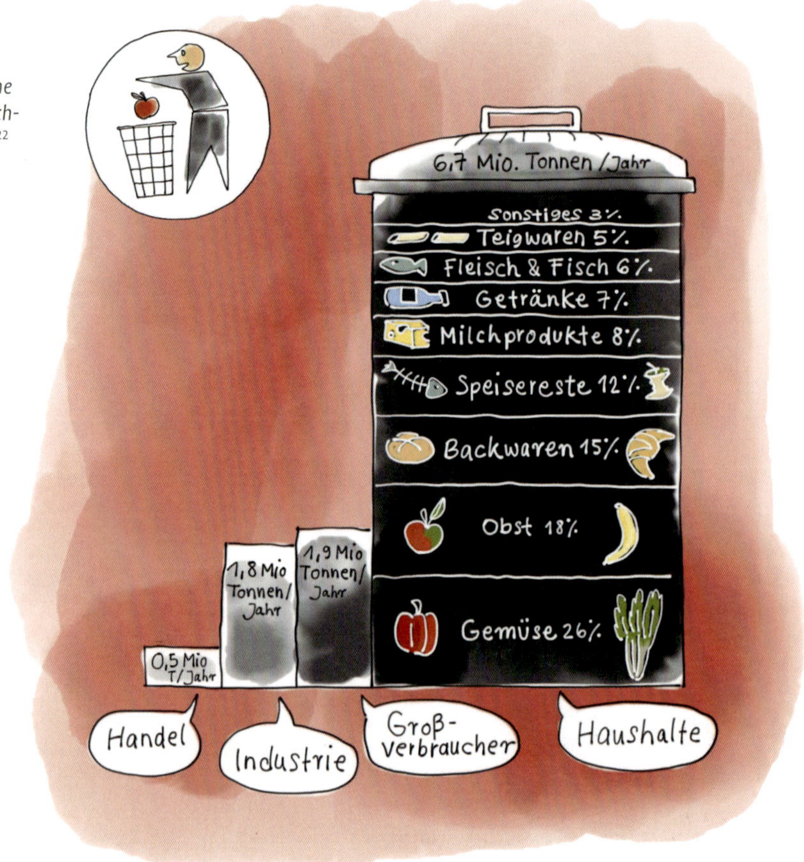

Abb. 2.3: Weggeworfene Lebensmittel in Deutschland (Tonnen pro Jahr)[22]

Lebensmittel wurden Wasser, Energie und Rohstoffe verbraucht, Landfläche belegt, Treibhausgase verursacht – und auch viele Tiere ganz umsonst geschlachtet. Angesichts von fast 800 Millionen hungernden Menschen weltweit[21] ist die Verschwendung von Lebensmitteln ethisch nicht zu verantworten. Aber auch die Haushaltskasse wird belastet: Wer im Voraus plant, sinnvoll einkauft und Reste verwertet, kann diese Verschwendung verringern oder vermeiden – und spart außerdem bares Geld.

Mindesthaltbarkeitsdatum

Das Mindesthaltbarkeitsdatum (MHD) ist kein Verfallsdatum. Viele Lebensmittel sind über das MHD hinaus haltbar – wenn das Produkt noch gut aussieht und riecht, kann es bedenkenlos verzehrt werden.

Literatur

1 Koerber Kv, Männle T, Leitzmann C (2012): Vollwert-Ernährung. Konzeption einer zeitgemäßen und nachhaltigen Ernährung. Haug, Stuttgart. 11. Aufl.

2 Fischer J (2015): Clean Eating – Gesunder Lifestyle. UGBforum 32 (5), 256f

3 Koerber Kv, Männle T, Leitzmann C (2012): Vollwert-Ernährung. Konzeption einer zeitgemäßen und nachhaltigen Ernährung. Haug, Stuttgart. 11. Aufl.

4 Leitzmann C, Keller M (2013): Vegetarische Ernährung. Ulmer, Stuttgart. 3. Aufl.

5 Elmadfa I, Aign W, Muskat E, Fritzsche D (2012): Die große GU Nährwert-Kalorien-Tabelle. Gräfe und Unzer, München

6 BMEL (Bundesministerium für Ernährung und Landwirtschaft) (2016): Ökologischer Landbau in Deutschland. (www.bmel.de/DE/Landwirtschaft/Nachhaltige-Landnutzung/Oekolandbau/_Texte/OekologischerLandbauDeutschland.html) (abgerufen 24.10.2016)

7 MLR (Ministerium für ländlichen Raum, Ernährung und Verbraucherschutz Baden-Württemberg) (Hrsg.) (2012): Ökomonitoring 2011. Programm der Lebensmittelüberwachung Baden Württemberg. (www.mlr.baden-wuerttemberg.de/fileadmin/redaktion/m-mlr/intern/dateien/publikationen/Bro_Oekomonitoring_2011.pdf) (abgerufen 24.10.2016)

8 BÖLW (Bund Ökologische Lebensmittelwirtschaft) (2012): Nachgefragt. 28 Antworten zum Stand des Wissens rund um Öko-Landbau und Bio-Lebensmittel. 4. Aufl. (www.boelw.de/uploads/media/pdf/Themen/Argumentationsleitfaden/Bio-Argumente_BOELW_Auflage4_2012_02.pdf) (abgerufen 24.10.2016)

9 Koerber Kv, Männle T, Leitzmann C (2012): Vollwert-Ernährung. Konzeption einer zeitgemäßen und nachhaltigen Ernährung. Haug, Stuttgart. 11. Aufl.

10 Keller M (2010): Flugimporte von Lebensmitteln und Blumen nach Deutschland. Verbraucherzentralen Hessen, Niedersachsen, Nordrhein-Westfalen, Saarland und Schleswig-Holstein (Hrsg.) (www.vzhh.de/docs/100187/Studie%20Flugimporte_Deutschland%202010.pdf) (abgerufen 24.10.2016)

11 Havers K (2008): Die Rolle der Luftfracht bei Lebensmitteltransporten. Aktuelle Entwicklungen in Deutschland und deren ökologische Folgen. Ökoinstitut, Freiburg

12 Jungbluth N (2000): Umweltfolgen des Nahrungsmittelkonsums – Beurteilung von Produktmerkmalen auf Grundlage einer modularen Ökobilanz. Verlag dissertation.de, Berlin

13 DUH (Deutsche Umwelthilfe) (2016): Zahlen und Fakten zu Plastiktüten. (www.duh.de/3711.html) (abgerufen 24.10.2016)

14 UBA (Umweltbundesamt) (2013): Plastiktüten. (www.umweltbundesamt.de/sites/default/files/medien/479/publikationen/4453.pdf) (abgerufen 24.10.2016)

15 AWI (Alfred-Wegener-Institut) (2015): 10 Fragen, 10 Antworten. Frage 3: Wie viel Plastikabfall befindet sich im Meer? (www.awi.de/im-fokus/muell-im-meer/10-fragen-10-antworten/frage-3.html) (abgerufen 24.10.2016).

16 Wilcox C, Van Sebille E, Hardesty BD (2015): Threat of plastic pollution to seabirds is global, pervasive, and increasing. Proc Natl Acad Sci USA 112 (38), 11899–11904

17 HDE (Handelsverband Deutschland) (2016): Handelsinitiative gegen Plastikmüll. Meldung vom 26.05.2016 (www.einzelhandel.de/kunststofftuete) (abgerufen 24.10.2016)

18 IAA (Internationales Arbeitsamt) (2010): Das Vorgehen gegen Kinderarbeit forcieren. Gesamtbericht im Rahmen der Folgemaßnahmen zur Erklärung der IAO über grundlegende Prinzipien und Rechte bei der Arbeit. Internationale Arbeitskonferenz, 99. Tagung 2010, Bericht I (B). (www.ilo.org/wcmsp5/groups/public/@ed_norm/@relconf/documents/meetingdocument/wcms_127684.pdf) (abgerufen 24.10.2016)

19 ILO (International Labour Organization) (2013): ILO meldet Erfolge beim Kampf gegen die Kinderarbeit. Pressemitteilung vom 23.09.2013 (www.ilo.org/berlin/presseinformationen/WCMS_221844/lang--de/index.htm) (abgerufen 24.10.2016)

20 GEPA (Gesellschaft zur Förderung der Partnerschaft mit der Dritten Welt) (o. J.): Was ist Fairer Handel? (www.fairtrade.de/index.php/mID/1.1/lan/de) (abgerufen 24.10.2016)

21 FAO (Food and Agriculture Organization) (2015): The state of food insecurity in the world. Rome, S. 8 (www.fao.org/3/a4ef2d16-70a7-460a-a9ac-2a65a533269a/i4646e.pdf) (abgerufen 24.10.2016)

22 Kranert M, Hafner G, Barabosz J, Schuller H et al. (2012): Ermittlung der weggeworfenen Lebensmittelmengen und Vorschläge zur Verminderung der Wegwerfrate bei Lebensmitteln in Deutschland. (www.bmelv.de/SharedDocs/Downloads/Ernaehrung/WvL/Studie_Lebensmittelabfaelle_Langfassung.pdf?__blob=publicationFile) (abgerufen 24.10.2016)

3 Gesundheitliche Aspekte veganer Ernährung

In den letzten zwanzig Jahren ist die Zahl der wissenschaftlichen Veröffentlichungen zum Thema vegetarische und vegane Ernährung deutlich angestiegen. Während in der Zeit davor vor allem mögliche Nährstoffdefizite untersucht wurden, stehen mittlerweile präventive Aspekte im Fokus der Wissenschaft. Zur veganen Ernährung liegen allerdings noch immer relativ wenige Untersuchungen vor: Eine Abfrage der biomedizinischen Datenbank *PubMed* zeigt gerade einmal 532 Veröffentlichungen (zum Vergleich: das Stichwort „Typ 2 Diabetes“ liefert über 134.000 und „Übergewicht“ über 188.000 Einträge) (Stand: November 2016).

Das folgende Kapitel fasst die vorliegende Studienlage zur Nährstoffversorgung von Veganern sowie zum Potential veganer Ernährungsformen bei der Prävention und Therapie ernährungsassoziierter Krankheiten zusammen.

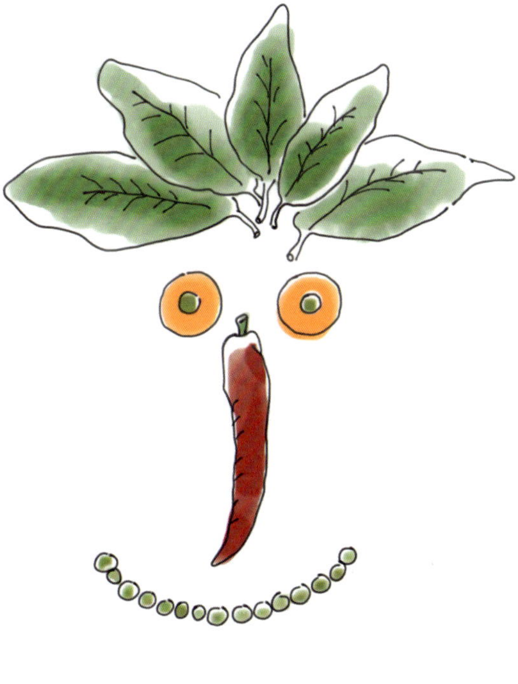

Nährstoffversorgung

Studien zeigen, dass Veganer die aktuellen Ernährungsempfehlungen der Fachgesellschaften, wie der Deutschen Gesellschaft für Ernährung (DGE), meist besser umsetzen als die Allgemeinbevölkerung. Das gilt besonders für den Verzehr von Gemüse, Obst und Vollkornprodukten. Auch bei den Hauptnährstoffen Protein, Fett und Kohlenhydrate liegen Veganer am nächsten an den Zufuhrempfehlungen, sowohl absolut (in Gramm) als auch relativ (in Prozent der Nahrungsenergie). Während die Allgemeinbevölkerung in Deutschland mehr Protein und Fett, aber weniger Kohlenhydrate als empfohlen aufnimmt, essen Veganer mehr Kohlenhydrate und weniger Protein und Fett.[1]

Kritische Nährstoffe

Mit einer vollwertigen und abwechslungsreichen veganen Ernährung können prinzipiell alle Nährstoffe (mit Ausnahme von Vitamin B_{12}) in ausreichender Menge zugeführt werden. Studien zeigen jedoch, dass bei Veganern die Zufuhr einiger Nährstoffe öfter unter den Empfehlungen liegt – man spricht dann von kritischen Nährstoffen. Werden langfristig die Zufuhrempfehlungen nicht erreicht, steigt das Risiko für Nährstoffmängel mit entsprechenden gesundheitlichen Beeinträchtigungen. Grundsätzlich gilt, dass das Risiko umso höher ist, je eingeschränkter und einseitiger die Lebensmittelauswahl ist. Das ist jedoch kein besonderes Kennzeichen der veganen Ernährung, sondern trifft auf alle Ernährungsweisen zu. Nährstoffe, die bei vegetarischer und veganer Ernährung als potentiell kritisch gelten, zeigt Tab. 3.1. Auf S. 35 finden Sie außerdem eine Tabelle mit empfehlenswerten Blut- bzw. Urinuntersuchungen, um die Versorgung mit kritischen Nährstoffen zu überprüfen (Tab. 3.2).

Tab. 3.1: Kritische Nährstoffe bei vegetarischer und veganer Ernährung

Gruppe	Kritische Nährstoffe
Vegetarier	Eisen, Zink, langkettige Omega-3-Fettsäuren, (teilweise) Vitamin B_{12}, Jod*, Vitamin D*
Veganer	Eisen, Zink, langkettige Omega-3-Fettsäuren, Vitamin B_{12}, Kalzium, Vitamin B_2; Jod*, Vitamin D*

* kritisch auch in der Allgemeinbevölkerung (Vitamin D bei nicht ausreichender Sonnenbestrahlung, vor allem in den Wintermonaten)

Nährstoffzufuhr, Nährstoffbedarf und Nährstoffstatus

Die Nährstoffzufuhr gibt die mit der Nahrung zugeführte Menge eines Nährstoffs an, die anschließend mit den Zufuhrempfehlungen der Fachgesellschaften verglichen wird. Die Zufuhrempfehlungen sind nicht gleichbedeutend mit dem tatsächlichen Bedarf eines Nährstoffs. Dieser ist von Mensch zu Mensch unterschiedlich, wird von vielen Faktoren beeinflusst und kann nur mit aufwändigen Messmethoden bestimmt werden. Um der Bevölkerung dennoch Empfehlungen geben zu können, wird der aus Experimenten oder anderen wissenschaftlichen Befunden abgeleitete durchschnittliche Bedarf einer bestimmten Bevölkerungsgruppe mit Sicherheitszuschlägen versehen. Diese Zufuhrempfehlung ist dann so ausgelegt, dass etwa 98 % dieser Gruppe, beispielsweise Frauen zwischen 25 und 50 Jahren, mit hoher Wahrscheinlichkeit ausreichend versorgt sind. Der Nährstoffstatus hingegen misst anhand von Biomarkern (meist im Blut oder Urin), wie die tatsächliche Nährstoffversorgung einer Person im Vergleich zu bekannten Normwerten aussieht.

Eisen

„Vegetarier und Veganer haben einen Eisenmangel" – so ein weit verbreiteter Mythos. Tatsächlich ist seit langem bekannt, dass Vegetarier und Veganer nicht häufiger von einer Eisenmangelanämie betroffen sind als Fleischesser.[2] Veganer weisen sogar die höchsten Eisenzufuhren auf, gefolgt von Vegetariern und Mischköstlern.[3–5] Das dreiwertige Eisen (Fe^{3+}) aus pflanzlichen Lebensmitteln kann jedoch schlechter vom menschlichen Körper aufgenommen werden als das zweiwertige Eisen (Hämeisen, Fe^{2+}) aus tierischen Lebensmitteln. Dennoch ist der Eisenstatus, gemessen anhand von Hämoglobin im Blut, von Vegetariern und Veganern mit dem von Mischköstlern vergleichbar. Der Eisenspeicher, gemessen am Serumferritin, hingegen liegt bei Vegetariern und Veganern durchschnittlich niedriger als bei Fleischessern, jedoch meist im Normbereich.[6,7] Niedrige Eisenspeicher (im unteren Normbereich) werden heute eher als günstig bewertet. Denn eine hohe Eisenspeicherung fördert Oxidationsvorgänge, insbesondere die Bildung freier Radikale, und damit mögliche Zellschädigungen im Körper. So zeigen Studien einen Zusammenhang zwischen hohen Eisenspeichern sowie einer hohen Zufuhr von Hämeisen und einem erhöhten Risiko für Typ-2-Diabetes. Auch korreliert die Hämeisenzufuhr mit dem Risiko für verschiedene Krebsarten (während hohe Serumferritinwerte offenbar das Risiko senken – was bisher nicht schlüssig erklärt werden kann).[8–10]

Allerdings hatten in der Deutschen Vegan-Studie 40 % der Veganerinnen (19–50 Jahre) Serumferritinwerte unterhalb des Normbereichs (< 12 µg/l), gegenüber 10 % der gleichaltrigen Frauen in der deutschen Allgemeinbevölkerung.[11] Zu beachten ist, dass Frauen vor der Menopause sowie Kinder, teilweise, unabhängig von der Ernährungsweise, häufiger entleerte Eisenspeicher aufweisen. Männer sind hingegen nur selten von Eisenmangel betroffen.[7,12,13]

Zink

Im Vergleich mit Mischköstlern ist die durchschnittliche Zinkzufuhr von Vegetariern und Veganern niedriger. Hinzu kommt, dass die Verfügbarkeit von Zink aus pflanzlichen Lebensmitteln geringer ist als aus tierischen. Eine Übersichtsarbeit ergab, dass auch die Zinkversorgung im Blut von Vegetariern und insbesondere Veganern im Durchschnitt niedriger war als die von Mischköstlern. Besonders deutlich waren die Unterschiede bei den Frauen.[14] In einer aktuellen Schweizer Studie hatten Veganer, Vegetarier und Mischköstler eine ähnliche Zinkzufuhr. Dennoch lag der Zinkstatus bei über 47 % der Veganer, jedoch nur bei 19 % der Vegetarier und bei 11 % der Mischköstler unterhalb des Referenzwertes.[15]

Omega-3-Fettsäuren

Bei der Zufuhr von Omega-6- zu Omega-3-Fettsäuren wird von einigen Forschern ein Verhältnis von etwa 2–4 : 1 empfohlen, um bei Vegetariern und Veganern eine ausreichende Umwandlung von α-Linolensäure in die langkettigen Omega-3-Fettsäuren Eicosapentaensäure (EPA) und Docosahexaensäure (DHA) sicherzustellen. Da viele pflanzliche Öle (z. B. Sonnenblumenöl) reichlich Omega-6-Fettsäuren enthalten, ist dieses Verhältnis bei Vegetariern (10–16:1) und Veganern (14–20:1) im Vergleich zu Mischköstlern (< 10:1) ungünstiger.[16] Außerdem fehlt durch das Meiden von fettreichen Fischen eine Hauptquelle für EPA und DHA. Daher sind Vegetarier und Veganer mit diesen beiden Fettsäuren meist deutlich schlechter versorgt als Menschen, die (viel) Fisch essen.[17,18] In der EPIC-Norfolk-Studie gab es hingegen keine großen Unterschiede bei den Blutkonzentrationen der verschiedenen Omega-3-Fettsäuren zwischen Fleischessern, Fischessern, Vegetariern und Veganern.[19] Das könnte darauf hinweisen, dass die körpereigene Umwandlungsrate der α-Linolensäure in EPA und DHA doch größer ist als angenommen.

Die klinische Relevanz von niedrigen EPA- und DHA-Blutspiegeln ist bisher unklar. Das vermutete höhere Risiko, an Herz-Kreislauf-Erkrankungen zu erkranken oder zu sterben, bestätigt sich bei Vegetariern und Veganern in epidemiologischen Studien nicht. Sie haben durchschnittlich sogar ein um etwa 20–30 % erniedrigtes Risiko für ischämische Herzkrankheiten.[20–23] Möglicherweise würde dieser Effekt jedoch noch größer ausfallen, wären Vegetarier und Veganer besser mit Omega-3-Fettsäuren versorgt. Die Wirkungen eines geringen EPA- und DHA-Status auf entzündliche und neurologische Erkrankungen wurden bei Vegetariern und Veganern bisher kaum untersucht.

Vitamin B_{12} (Cobalamin)

Jeder Veganer sollte die gesundheitliche Bedeutung von Vitamin B_{12} kennen, da es *der* kritische Nährstoff bei veganer Ernährung ist. Vitamin B_{12} oder auch Cobalamin wird ausschließlich von Mikroorganismen gebildet und kommt in nennenswerten Mengen nur in tierischen Lebensmitteln vor. Vergorene und fermentierte pflanzliche Lebensmittel wie Bier, Sauerkraut oder fermentierte Sojaprodukte (z. B. Tempeh) können zwar Spuren des Vitamins enthalten – eine sichere Versorgung ist dadurch jedoch nicht möglich. Viele Veganer, aber auch ein Teil der Vegetarier sowie ältere Menschen, zeigen in Studien eine unzureichende Vitamin-B_{12}-Versorgung.[24–30] So wiesen bis zu

- 73 % der Veganer
- 26 % der Vegetarier
- 18 % der erwachsenen Mischköstler und
- 20 % der älteren Mischköstler (≥ 65 Jahre)

einen Serum-Vitamin-B_{12}-Spiegel unterhalb des Normbereichs auf.[27,30,31]

Insbesondere für Veganer ist daher eine zuverlässige Supplementierung mit Vitamin B_{12} erforderlich. Diese kann über Nahrungsergänzungsmittel, angereicherte Lebensmittel sowie über eine mit Vitamin B_{12} angereicherte Zahncreme erfolgen. Ein Vitamin-B_{12}-Mangel kann langfristig zu schwerwiegenden hämatologischen, neurologischen (potentiell irreversiblen!), psychiatrischen und kardiovaskulären Symptomen bzw. Folgeerkrankungen führen. Bei Schwangeren und Stillenden betrifft das nicht nur die Mutter, sondern auch das Kind.

Aufschluss über den Vitamin-B_{12}-Status geben verschiedene Blutwerte, die regelmäßig (etwa einmal jährlich) und in Kombination untersucht werden sollten (siehe Tab. 3.2). Fast alle Veganer, die bereits einen im Blut messbaren Vitamin-B_{12}-Mangel aufweisen, fühlen sich trotzdem gesund und spüren davon nichts. Die pathologischen Veränderungen schreiten jedoch unerkannt fort (weitere Informationen zu Vitamin B_{12} siehe Kap. 4, S. 50).

Kalzium

Veganer erreichen durchschnittlich nicht die in Deutschland empfohlenen 1.000 mg Kalzium pro Tag, sondern liegen in den meisten Studien mit etwa 500–700 mg deutlich darunter.[1] Einzelne Studien ermittelten hingegen Kalziumzufuhren von 700–1.100 mg pro Tag.[32–34] In der EPIC-Oxford-Studie wiesen Veganer ein 30 % höheres Risiko für Knochenbrüche auf. Dies galt jedoch nur, wenn die Kalziumzufuhr niedriger als 525 mg pro Tag war. Lag die Kalziumzufuhr darüber, gab es keine Unterschiede im Frakturrisiko zwischen Mischköstlern, Vegetariern und Veganern.[35] Allerdings erreichen auch in Deutschland 46 % der Männer und 55 % der Frauen nicht die Zufuhrempfehlungen für Kalzium. Bei weiblichen Jugendlichen sind es sogar 74 %.[36] Besonders Kinder, Jugendliche und ältere Menschen sowie Schwangere und Stillende sollten auf eine ausreichende Kalziumzufuhr achten.

Vitamin B_2 (Riboflavin)

Mengenmäßig wichtigste Quelle für Vitamin B_2 sind in Deutschland Milch und Milchprodukte. Daher erreichen Mischköstler und Vegetarier meist die Zufuhrempfehlungen für Vitamin B_2.[3,37] Da diese Lebensmittel bei Veganern wegfallen, weisen sie in Studien häufiger als Mischköstler und Vegetarier eine ungenügende Versorgung mit Vitamin B_2 auf. Eine österreichische Studie ermittelte bei 30 % der Veganer, aber nur bei 10 % der Mischköstler und Vegetarier erniedrigte Blutspiegel für Vitamin B_2.[25]

Jod

Nicht nur Vegetarier und Veganer sind häufig unzureichend mit Jod versorgt. In Deutschland liegt die Jodzufuhr bei etwa 30 % der Kinder und Erwachsenen unterhalb des mittleren Bedarfs.[38] Studien zeigen jedoch, dass Veganer im Vergleich zu Vegetariern und diese im Vergleich zu Mischköstlern eine noch ungünstigere Jodversorgung aufweisen.[39,40] Ein Grund dafür ist, dass neben Fisch auch Milchprodukte als mögliche Jodquelle entfallen.

Vitamin D

Die Vitamin-D-Versorgung wird hauptsächlich von der Eigensynthese in der Haut über die Sonnenstrahlung (UVB-Strahlung) bestimmt, daher spielt die Ernährung nur eine untergeordnete Rolle. Dennoch ist der Vitamin-D-Status bei Veganern meist am niedrigsten. So zeigten sich in der EPIC-Oxford-Studie über alle Jahreszeiten hinweg abfallende Konzentrationen des Vitamin-D-Markers 25(OH)D_3 im Blut von Mischköstlern über Fischesser und Vegetarier bis hin zu Veganern.[41] In der Adventist Health Study 2 war hingegen der Anteil der Teilnehmer mit ausreichendem bzw. unzureichendem Vitamin-D-Status zwischen Fleischessern, Fischessern, Vegetariern und Veganern gleich. Ausschlaggebend für die Vitamin-D-Versorgung war nicht die Ernährungsform, sondern die Aufenthaltszeiten in der Sonne sowie die Einnahme von Vitamin-D-Supplementen.[42]

Protein

Anders als häufig angenommen, ist Protein bei Vegetariern und auch den meisten Veganern kein kritischer Nährstoff: Die Zufuhr liegt meist über oder im Bereich der Empfehlungen.[1] Studien zeigen jedoch, dass besonders bei Veganerinnen die Proteinzufuhr teilweise zu niedrig ist. So erreichten in der Deutschen Vegan-Studie 41 % der Frauen und 31 % der Männer nicht die Zufuhrempfehlungen für Protein. Zudem war etwa ein Viertel der Teilnehmer untergewichtig, was auf eine zu niedrige Energiezufuhr hinweist.[43] Bei unzureichender Energiezufuhr wird auch Nahrungsprotein (später auch Körperprotein) zur Energiegewinnung abgebaut. Um dies zu vermeiden, muss auf eine ausreichende Energie- und Proteinzufuhr geachtet werden.

Tab. 3.2: Empfehlenswerte Untersuchungsparameter zur Überprüfung des Versorgungsstatus mit kritischen Nährstoffen

Nährstoff	Untersuchungsparameter
Eisen	Ferritin löslicher Transferrinrezeptor (sTfR)
Zink	Zink im Serum (besser: Vollblut)
Omega-3-Fettsäuren	DHA im Plasma*
Vitamin B_{12} (Cobalamin)	Holotranscobalamin (Holo-TC) Methylmalonsäure (MMA)
Kalzium	(kein guter Blutparameter vorhanden)
Vitamin B_2 (Riboflavin)	EGRAC (Aktivität der Erythrozyten-Gluthation-Reduktase) (alternativ: Vollblut)
Jod	Jodausscheidung im 24-h-Sammelurin (alternativ: Spontanurin); zusätzlich Messung der Kreatininausscheidung
Vitamin D	25-OH-Vitamin-D_3 (Calcidiol)

Material für die Laboruntersuchung: jeweils Serum, wenn nicht anders vermerkt

* Labortechnisch werden alle Fettsäuren zusammen bestimmt (manche Labore rechnen dennoch jede einzeln ab)

Günstige Nährstoffe

Eine pflanzenbasierte Kost geht mit einer hohen Zufuhr und damit einer günstigen Versorgung an zahlreichen Nähr- und Inhaltsstoffen einher. Hierzu zählen β-Carotin (Provitamin A), Vitamin C, Vitamin E, Vitamin B_1 (Thiamin), Folat, Biotin, Pantothensäure, Magnesium sowie Ballaststoffe und sekundäre Pflanzenstoffe.[1] Einige dieser Substanzen gelten als kritisch in der deutschen Allgemeinbevölkerung, denn die Zufuhrempfehlungen werden dort oft nicht erreicht. Das gilt besonders für:

- Folat (79 % der Männer, 86 % der Frauen)
- Vitamin E (48 % der Männer, 49 % der Frauen)
- Vitamin C (32 % der Männer, 29 % der Frauen) und
- Magnesium (26 % der Männer, 29 % der Frauen).[36]

Auch bei der Ballaststoffzufuhr zeigen sich deutliche Unterschiede. Während die von der DGE empfohlene Zufuhr bei mindestens 30 g pro Tag liegt, erreichen Männer in Deutschland durchschnittlich 25 g und Frauen 23 g.[36] Studien mit Veganern zeigen hingegen Ballaststoffzufuhren von teilweise 40 oder mehr als 60 g pro Tag.[34,43]

Die gute Versorgung mit bestimmten Nährstoffen, etwa Antioxidantien, zeigt sich auch im Blut. So erreichten in der Deutschen Vegan-Studie 59 % der Männer und 93 % der Frauen die präventiv erwünschten Plasmakonzentrationen für β-Carotin sowie 100 % der Frauen und 96 % der Männer die für Vitamin C.[44] In nicht-vegetarischen Vergleichsgruppen wiesen hingegen nur 46 % der Teilnehmer die erwünschten Vitamin-C-Konzentrationen auf.[45]

Prävention und Therapie

Die Häufigkeit ernährungsassoziierter chronischer Krankheiten, wie Übergewicht und Adipositas, Typ-2-Diabetes, Bluthochdruck, Herz-Kreislauf-Erkrankungen und verschiedene Krebsarten, nimmt weltweit zu. Diese Entwicklung ist nicht nur in den Industrie-, sondern vermehrt in den Schwellen- und Entwicklungsländern zu beobachten. Hauptursache für die Zunahme nichtübertragbarer Krankheiten ist der Lebensstil – neben Rauchen und Bewegungsmangel auch die sogenannte „western diet“, ein Verzehrsmuster mit einer hohen Zufuhr von Fett, Cholesterin, Protein, Zucker und Salz sowie häufigem Verzehr von Fast Food und verarbeiteten Lebensmitteln.

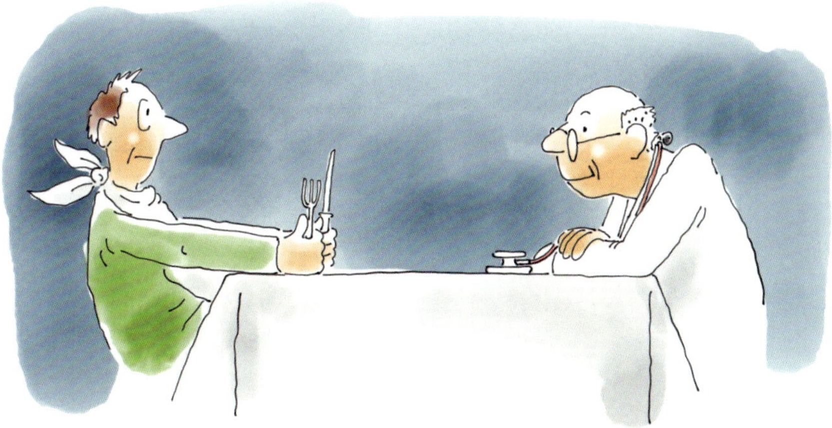

Epidemiologische Studien zeigen, dass Vegetarier und Veganer für einige ernährungsassoziierte Krankheiten ein geringeres Risiko aufweisen. Diese Befunde bleiben bestehen, wenn der insgesamt gesündere Lebensstil von Vegetariern und Veganern bereits berücksichtigt wurde. Auch einzelne Studien zu therapeutischen Erfolgen durch vegetarische oder vegane Ernährungsinterventionen liegen vor. Demnach bieten pflanzenbasierte Kostformen ein erhebliches, bisher kaum genutztes Potential bei der Prävention und auch der Therapie der genannten Erkrankungen.

Prävention

Übergewicht und Adipositas

Körpergewicht und Body-Mass-Index (BMI) von Vegetariern und Veganern liegen durchschnittlich niedriger als bei Mischköstlern.[46] In der Adventist Health Study 2 betrug der BMI-Unterschied zwischen Fleischessern (28,8 kg/m²) und Veganern (23,6 kg/m²) etwa fünf Einheiten. Die Autoren der Studie sahen darin ein erhebliches Potential vegetarischer Kostformen, vor Übergewicht zu schützen. Ursächlich für die Unterschiede ist insbesondere die niedrigere Energiedichte pflanzlicher Kost: Bei gleichem Nahrungsvolumen wird weniger Energie und dafür mehr Vitamine, Mineralstoffe, Ballaststoffe und sekundäre Pflanzenstoffe aufgenommen. Da Übergewicht einen wesentlichen Risikofaktor für verschiedene Folgekrankheiten darstellt, hat eine vegane Ernährung über den niedrigen BMI ein erhebliches Potential in der Prävention des Metabolischen Syndroms, von Typ-2-Diabetes, Bluthochdruck, Herz-Kreislauf-Erkrankungen sowie Erkrankungen des Skelett- und Bewegungsapparates.[1]

Typ-2-Diabetes

Veganer erkranken deutlich seltener als Mischköstler an Typ-2-Diabetes. So zeigte die Adventist Health Study 2 bei Vegetariern und Veganern ein etwa um 50 % verringertes Diabetesrisiko im Vergleich zu Fleischessern (BMI-bereinigt).[46] Als wichtigste Einflussfaktoren gelten das niedrigere Körpergewicht und die höhere Ballaststoffzufuhr – insbesondere durch Vollkornprodukte. Eine hohe Ballaststoffzufuhr beeinflusst den Blutglukose- und Insulinstoffwechsel positiv und beugt einer Insulinresistenz, einer verminderten Reaktion der Körperzellen auf Insulin, vor. Studien zeigen außerdem, dass die Insulinsensitivität bei Vegetariern auch bei gleichem Körpergewicht höher ist als bei Mischköstlern.[47] Neben dem geringeren Körpergewicht spielen demnach auch weitere (Ernährungs-)Faktoren eine Rolle. Bekannt ist, dass eine höhere Zufuhr von gesättigten Fettsäuren, Stickstoffverbindungen (wie Nitrat und Nitrit) sowie Hämeisen das Diabetesrisiko steigert. Insbesondere der Konsum von rotem Fleisch und Fleischwaren (v. a. Wurst) gilt als dosisabhängiger Risikofaktor für Typ-2-Diabetes.[48]

Bluthochdruck

Bei etwa 30 % der Erwachsenen in Deutschland liegt ein Bluthochdruck vor. Vegetarier und Veganer sind deutlich seltener als Mischköstler betroffen. Außerdem haben sie durchschnittlich niedrigere Blutdruckwerte. Als wichtigste Ursache für diesen Befund gilt das niedrigere Körpergewicht von Vegetariern und Veganern. In der Adventist Health Study 2 war das Hypertonierisiko bei Vegetariern um 15 % und bei den Veganern um etwa 50 % geringer als bei den Fleischessern – nach Berücksichtigung des BMI.[49–52] Demnach sind auch weitere Aspekte einer pflanzenbetonten Ernährung günstig für den Blutdruck. So liefert pflanzliche Kost reichlich Kalium und Magnesium sowie pflanzliches Protein (v. a. Soja), was sich blutdrucksenkend auswirkt. Der Konsum von rotem Fleisch ist hingegen mit einem erhöhten Bluthochdruck assoziiert.[53]

Herz-Kreislauf-Erkrankungen

Vegetarier und Veganer haben im Vergleich zu Fleischessern ein um etwa 25–30 % niedrigeres Risiko, an einer ischämischen Herzkrankheit zu sterben.[20,22,23] Als für die Herzgesundheit protektive Faktoren vegetarischer und veganer Ernährung gelten das geringere Körpergewicht, günstigere Blutfettwerte (v. a. niedrigeres Gesamt- und LDL-Cholesterin) sowie die geringere Prävalenz von Typ-2-Diabetes und Bluthochdruck. Auf der Ernährungsebene wirken sich vor allem das günstigere Fettsäuremuster (weniger gesättigte, mehr einfach und mehrfach ungesättigte Fettsäuren), eine höhere Zufuhr von Ballaststoffen und Antioxidantien sowie der höhere Verzehr von Gemüse, Obst, Vollkornprodukten, Nüssen und Hülsenfrüchten (inkl. Soja) günstig aus.[1] Rotes und verarbeitetes Fleisch erhöhen hingegen dosisabhängig das Sterberisiko an ischämischen Herzkrankheiten.[54]

Allerdings zeigte eine Übersichtsarbeit (vier Langzeitstudien, > 66.000 Teilnehmer), dass bei Veganern die verringerte Sterblichkeit an Herzerkrankungen weniger ausgeprägt ist als bei Vegetariern (−26 % vs. −34 %).[22] Das könnte an den oft erhöhten Homocysteinwerten liegen, die bei vielen Veganern aufgrund von Vitamin-B_{12}-Mangel beobachtet werden. Auch die geringere Versorgung mit den beiden langkettigen Omega-3-Fettsäuren EPA und DHA könnte eine Rolle spielen. Hier besteht noch weiterer Forschungsbedarf.

Krebs

Krebsprotektive Ernährungsfaktoren sind nach heutigem Kenntnisstand insbesondere ein hoher Gemüse- und Obstverzehr, eine ballaststoffreiche Kost sowie eine hohe Zufuhr an Antioxidantien (z. B. β-Carotin, Vitamin C) und sekundären Pflanzenstoffen. Auch ein BMI im Normalbereich senkt das Krebsrisiko. Rotes Fleisch, vor allem aber Fleischprodukte wie Wurst, gelten hingegen als Risikofaktoren für die Krebsentstehung.[55–58] Veganer, die im Durchschnitt besser mit diesen gesundheitsfördernden Substanzen versorgt sind als die Durchschnittsbevölkerung, haben nach derzeitiger Studienlage ein etwas geringeres Krebsrisiko als Fleischesser. So lag das Gesamtkrebsrisiko der Veganer in der Adventist Health Study 2 um 16 % und in der EPIC-Oxford-Studie um 19 % niedriger, verglichen mit den Mischköstlern.[59,60] Eine zusammenfassende Analyse von sieben Studien (> 125.000 Teilnehmer) bestätigte diese Ergebnisse: Vegetarier (inklusive Veganer) hatten ein etwa 18 % niedrigeres Erkrankungsrisiko für alle Tumorarten.[22]

Therapie

Auch in der Therapie ernährungsassoziierter Erkrankungen zeigten vegetarische und vegane Kostformen Erfolge, etwa bei Übergewicht, Typ-2-Diabetes, Bluthochdruck, Fettstoffwechselstörungen und rheumatoider Arthritis. In einer Interventionsstudie mit übergewichtigen Typ-2-Diabetikern konnte durch die Umstellung auf eine fettarme vegane Ernährung eine größere

Verbesserung der Blutzuckerkontrolle und der Blutfette sowie eine geringere Medikamentendosis erreicht werden, verglichen mit einer konventionellen Ernährungstherapie.[61–63] Durch eine vergleichsweise kurze Intervention von 12 Tagen, in der sich 500 Probanden vegan und fettarm ernährten, sich körperlich betätigten und ein Stressmanagement-Programm durchführten, konnte der Blutdruck der Teilnehmer durchschnittlich um 6 % gesenkt werden.[64] Eine Zusammenfassung von 14 Interventionsstudien ergab, dass durch vegane Interventionen die Blutfettwerte (Triglyzerid- und LDL-Cholesterinkonzentrationen) durchschnittlich um 15–25 % gesenkt wurden.[65] Eine fettreduzierte, vegane Kost zeigte außerdem bei Patienten mit rheumatoider Arthritis Verbesserungen der Krankheitssymptome.[66]

Literatur

1 Leitzmann C, Keller M (2013): Vegetarische Ernährung. Ulmer, Stuttgart. 3. Aufl.

2 Keller M (2015): Vegetarische und vegane Ernährung – Chancen und Risiken. Ernährung und Medizin 30, 55–60

3 Davey GK, Spencer EA, Appleby PN, Allen NE, Knox KH, Key TJ (2003): EPIC-Oxford: lifestyle characteristics and nutrient intakes in a cohort of 33883 meat-eaters and 31546 non meat-eaters in the UK. Public Health Nutr 6, 259–269

4 Cade JE, Burley VJ, Greenwood DC (2004): The UK Women's Cohort Study: comparison of vegetarians, fish-eaters and meat-eaters. Public Health Nutr 7, 871-878

5 Deriemaeker P, Alewaeters K, Hebbelinck M, Lefevre J, Philippaerts R, Clarys P (2010): Nutritional status of Flemish vegetarians compared with non-vegetarians: a matched samples study. Nutrients 2, 770–780

6 Wilson AK, Ball MJ (1999): Nutrient intake and iron status of Australian male vegetarians. Eur J Clin Nutr 53, 189–194

7 Ball MJ, Bartlett MA (1999): Dietary intake and iron status of Australian vegetarian women. Am J Clin Nutr 70, 353–358

8 Bao W, Rong Y, Rong S, Liu L (2012): Dietary iron intake, body iron stores, and the risk of type 2 diabetes: a systematic review and meta-analysis. BMC Med 10, 119

9 Orban E, Schwab S, Thorand B, Huth C (2014): Association of iron indices and type 2 diabetes: a meta-analysis of observational studies. Diabetes Metab Res Rev 30, 372–394

10 Fonseca-Nunes A, Jakszyn P, Agudo A (2014): Iron and cancer risk – a systematic review and meta-analysis of the epidemiological evidence. Cancer Epidemiol Biomarkers Prev 23, 12–31

11 Waldmann A, Koschizke JW, Leitzmann C, Hahn A (2004): Dietary iron intake and iron status of German female vegans: results of the German vegan study. Ann Nutr Metab 48, 103–108

12 Nathan I, Hackett AF, Kirby S (1996): The dietary intake of a group of vegetarian children aged 7-11 years compared with matched omnivores. Br J Nutr 75, 533–544

13 Haddad EH, Berk LS, Kettering JD, Hubbard RW, Peters WR (1999): Dietary intake and biochemical, hematologic, and immune status of vegans compared with nonvegetarians. Am J Clin Nutr 70 (3 Suppl), 586S–593S

14 Foster M, Chu A, Petocz P, Samman S (2013): Effect of vegetarian diets on zinc status: A systematic review and meta-analysis of studies in humans. J Sci Food Agric 93, 2362–2371

15 Schüpbach R, Wegmüller R, Berguerand C, Bui M, Herter-Aeberli I (2015): Micronutrient status and intake in omnivores, vegetarians and vegans in Switzerland. Eur J Nutr; doi:10.1007/s00394-015-1079-7

16 Davis BC, Kris-Etherton PM (2003): Achieving optimal essential fatty acid status in vegetarians: current knowledge and practical implications 1–3. Am J Clin Nutr 78, 640–646

17 Kornsteiner M, Singer I, Elmadfa I (2008): Very low n-3 long-chain polyunsaturated fatty acid status in Austrian vegetarians and vegans. Ann Nutr Metab 52, 37–47

18 Sanders TA (2009): DHA status of vegetarians. Prostaglandins Leukot Essent Fatty Acids 81, 137–141

19 Welch AA, Shakya-Shrestha S, Lentjes MAH, Wareham NJ, Khaw KT (2010): Dietary intake and status of n-3 polyunsaturated fatty acids in a population of fish-eating and non-fish-eating meat-eaters, vegetarians, and vegans and the product-precursor ratio corrected of alpha-linolenic acid to long-chain n-3 polyunsaturated fatty . Am J Clin Nutr 92, 1040–1051

20 Crowe FL, Appleby PN, Travis RC, Key TJ (2013): Risk of hospitalization or death from ischemic heart disease among British vegetarians and nonvegetarians: results from the EPIC-Oxford cohort study. Am J Clin Nutr 97, 597–603

21 Fraser GE (1999): Associations between diet and cancer, ischemic heart disease, and all-cause mortality in non-Hispanic white California Seventh-day Adventists. Am J Clin Nutr 70, 532S–538S

22 Huang T, Yang B, Zheng J, Li G, Wahlqvist ML, Li D (2012): Cardiovascular disease mortality and cancer incidence in vegetarians: a meta-analysis and systematic review. Ann Nutr Metab 60, 233–240

23 Key TJ, Fraser GE, Thorogood M, Appleby PN, Beral V, Reeves G et al. (1999): Mortality in vegetarians and nonvegetarians: detailed findings from a collaborative analysis of 5 prospective studies. Am J Clin Nutr 70, 516S–524S

24 Krajcovicova-Kudlackova M, Blazicek P, Kopcova J, Bederova A, Babinska K (2000): Homocysteine levels in vegetarians versus omnivores. Ann Nutr Metab 44, 135–138

25 Majchrzak D, Singer I, Männer M, Rust P, Genser D, Wagner KH et al. (2006): B-vitamin status and concentrations of homocysteine in Austrian omnivores, vegetarians and vegans. Ann Nutr Metab 50, 485–491

26 Elmadfa I, Singer I (2009): Vitamin B-12 and homocysteine status among vegetarians: a global perspective. Am J Clin Nutr 89, 1693S–1698S

27 Herrmann W, Schorr H, Obeid R, Geisel J (2003): Vitamin B-12 status, particularly holotranscobalamin II and methylmalonic acid concentrations, and hyperhomocysteinemia in vegetarians. Am J Clin Nutr 78, 131–136

28 Lechner K, Födinger M, Grisold W, Püspök A, Sillaber C (2005): Vitamin B12 deficiency. New data on an old theme. Wien Klin Wochenschr 117, 579–591

29 Keller M, Redemann B, Schumann L, Chávez Zander U, Leitzmann C (2013): Vitamin B12 status of German vegans and vegetarians. Poster; 6th International Congress on Vegetarian Nutrition. Loma Linda, USA

30 Waldmann A, Koschizke JW, Leitzmann C, Hahn A (2004): Homocysteine and cobalamin status in German vegans. Public Health Nutr 7, 467–472

31 Gilsing AM, Crowe FL, Lloyd-Wright Z, Sanders TA, Appleby PN, Allen NE, Key T (2010): Serum concentrations of vitamin B12 and folate in British male omnivores, vegetarians and vegans: results from a cross-sectional analysis of the EPIC-Oxford cohort study. Eur J Clin Nutr 64, 933–939

32 Waldmann A, Koschizke JW, Leitzmann C, Hahn A (2003): Dietary intakes and lifestyle factors of a vegan population in Germany: results from the German Vegan Study. Eur J Clin Nutr 57, 947–955

33 Kristensen NB, Madsen ML, Hansen TH, Allin KH, Hoppe C, Fagt S et al. (2015): Intake of macro- and micronutrients in Danish vegans. Nutr J 14, 115

34 Elorinne AL, Alfthan G, Erlund I, Kivimäki H, Paju A, Salminen I et al. (2016): Food and nutrient intake and nutritional status of finnish vegans and non-vegetarians. PLoS One 11 (2): e0148235

35 Appleby P, Roddam A, Allen N, Key T (2007): Comparative fracture risk in vegetarians and nonvegetarians in EPIC-Oxford. Eur J Clin Nutr 61, 1400–1406

36 MRI (Max Rubner-Institut) (2008): Nationale Verzehrsstudie II. Ergebnisbericht, Teil 2. Karlsruhe. S. 131

37 Barr SI, Broughton TM (2000): Relative weight, weight loss efforts and nutrient intakes among health-conscious vegetarian, past vegetarian and nonvegetarian women ages 18 to 50. J Am Coll Nutr 19, 781–788

38 BMEL (Bundesministerium für Ernährung und Landwirtschaft) (o. J.): Jodversorgung in Deutschland: Ergebnisse des aktuellen Jodmonitoring. (www.bmel.de/DE/Ernaehrung/GesundeErnaehrung/_Texte/DEGS_JodStudie.html) (abgerufen 24.10.2016)

39 Krajcovicova-Kudlackova M, Buckova K, Klimes I, Sebokova E (2003): Iodine deficiency in vegetarians and vegans. Ann Nutr Metab 47, 183–185

40 Lightowler HJ, Davies GJ (1998): Iodine intake and iodine deficiency in vegans as assessed by the duplicate-portion technique and urinary iodine excretion. Br J Nutr 80, 529–535

41 Crowe FL, Steur M, Allen NE, Appleby PN, Travis RC, Key TJ (2011): Plasma concentrations of 25-hydroxyvitamin D in meat eaters, fish eaters, vegetarians and vegans: results from the EPIC-Oxford study. Public Health Nutr 14, 340–346

42 Chan J, Jaceldo-Siegl K, Fraser GE (2009): Serum 25-hydroxyvitamin D status of vegetarians, partial vegetarians, and nonvegetarians: the Adventist Health Study-2. Am J Clin Nutr 89, 1686S–1692S

43 Waldmann A, Koschizke JW, Leitzmann C, Hahn A (2003): Dietary intakes and lifestyle factors of a vegan population in Germany: results from the German Vegan Study. Eur J Clin Nutr 57, 947–955

44 Waldmann A, Koschizke JW, Leitzmann C, Hahn A (2005): Dietary Intakes and Blood Concentrations of Antioxidant Vitamins in German Vegans. Int J Vitam Nutr Res 75, 28–36

45 Krajcovicova-Kudlackova M, Babinska K, Valachovicova M, Paukova V, Dusinska M, Blazicek P (2007): Vitamin C protective plasma value. Bratisl Lek Listy 108, 265–268

46 Tonstad S, Butler T, Yan R, Fraser G (2009): Type of vegetarian diet, body weight, and prevalence of type 2 diabetes. Diabetes Care 32 (5), 791–796

47 Hung CJ, Huang PC, Li YH, Lu SC, Ho LT, Chou HF (2006): Taiwanese vegetarians have higher insulin sensitivity than omnivores. Br J Nutr 95, 129–135

48 Micha R, Michas G, Mozaffarian D (2012): Unprocessed red and processed meats and risk of coronary artery disease and type 2 diabetes – an updated review of the evidence. Curr Atheroscler Rep 14, 515–524

49 Neuhauser H, Thamm M, Ellert U (2013): Blutdruck in Deutschland 2008-2011. Ergebnisse der Studie zur Gesundheit Erwachsener in Deutschland (DEGS1). Bundesgesundheitsbl 56 (5/6): 795–801

50 Pettersen BJ, Anousheh R, Fan J, Jaceldo-Siegl K, Fraser GE (2012): Vegetarian diets and blood pressure among white subjects: results from the Adventist Health Study-2 (AHS-2). Public Health Nutr 15, 1909–1916

51 Appleby PN, Davey GK, Key TJ (2002): Hypertension and blood pressure among meat eaters, fish eaters, vegetarians and vegans in EPIC–Oxford. Public Health Nutr 5, 645–654

52 Yokoyama Y, Nishimura K, Barnard ND, Takegami M, Watanabe M, Sekikawa A et al. (2014): Vegetarian diets and blood pressure: a meta-analysis. JAMA Intern Med 174, 577–587

53 Tzoulaki I, Brown IJ, Chan Q, van Horn L, Ueshima H, Zhao L et al. (2008): Relation of iron and red meat intake to blood pressure: cross sectional epidemiological study. BMJ 337, a258

54 Zyriax BC, Boeing H, Windler E (2005): Nutrition is a powerful independent risk factor for coronary heart disease in women – The CORA study: a population-based case-control study. Eur J Clin Nutr 59, 1201–1207

55 Leitzmann C, Müller C, Michel P, Brehme U et al. (2009): Ernährung in Prävention und Therapie. Hippokrates, Stuttgart. 3. Aufl.

56 World Cancer Research Fund/American Institute for Cancer Research (2007): Food, nutrition, physical activity, and the prevention of cancer: a global perspective. Washington

57 Chan DSM, Lau R, Aune D, Vieira R, Greenwood DC, Kampman E et al. (2011): Red and processed meat and colorectal cancer incidence: meta-analysis of prospective studies. PLoS One 6, e20456

58 Carr PR, Walter V, Brenner H, Hoffmeister M (2016): Meat subtypes and their association with colorectal cancer: Systematic review and meta-analysis. Int J Cancer 138(2), 293–302

59 Tantamango-Bartley Y, Jaceldo-Siegl K, Fan J, Fraser G (2013): Vegetarian diets and the incidence of cancer in a low-risk population. Cancer Epidemiol Biomarkers Prev 22, 286–294

60 Key TJ, Appleby PN, Crowe FL, Bradbury KE, Schmidt JA, Travis RC (2014): Cancer in British vegetarians: updated analyses of 4998 incident cancers in a cohort of 32 491 meat eaters, 8612 fish eaters, 18 298 vegetarians and 2246 vegans. Am J Clin Nutr 100, 378S–385S

61 Barnard ND, Gloede L, Cohen J, Jenkins DJA, Turner-McGrievy G, Green AA et al. (2009): A low-fat vegan diet elicits greater macronutrient changes, but is comparable in adherence and acceptability, compared with a more conventional diabetes diet among individuals with type 2 diabetes. J Am Diet Assoc 109, 263–272

62 Barnard ND, Cohen J, Jenkins DJA, Turner-McGrievy G, Gloede L, Jaster B et al. (2006): A low-fat vegan diet improves glycemic control and cardiovascular risk factors in a randomized clinical trial in individuals with type 2 diabetes. Diabetes Care 29, 1777–1783

63 Barnard ND, Cohen J, Jenkins DJA, Turner-McGrievy G, Gloede L, Green A et al. (2009): A low-fat vegan diet and a conventional diabetes diet in the treatment of type 2 diabetes: a randomized, controlled, 74-wk clinical trial. Am J Clin Nutr 89, 1588S–1596S

64 McDougall J, Litzau K, Haver E, Saunders V, Spiller GA (1995): Rapid reduction of serum cholesterol and blood pressure by a twelve-day, very low fat, strictly vegetarian diet. J Am Coll Nutr 14, 491–496

65 Ferdowsian HR, Barnard ND (2009): Effects of plant-based diets on plasma lipids. Am J Cardiol 104, 947–956

66 McDougall J, Bruce B, Spiller G, Westerdahl J, McDougall M (2002): Effects of a very low-fat, vegan diet in subjects with rheumatoid arthritis. J Altern Complement Med 8, 71–75

4 Ernährung in Schwangerschaft und Stillzeit

In der Schwangerschaft und während der Stillzeit muss der Körper der Frau Höchstleistungen vollbringen. Mit Beginn der Schwangerschaft brauchen nunmehr zwei Lebewesen genügend Nahrungsenergie, Vitamine und Mineralstoffe. Eine gezielte Lebensmittelauswahl ist daher von großer Bedeutung für Mutter und Kind. In den ersten 4–6 Monaten nach der Geburt ist Muttermilch die beste Nahrung für das Kind, da sie optimal an die Bedürfnisse des Kindes angepasst ist. Auch in dieser Zeit ist eine vollwertige Ernährung wichtig, um sowohl den Energie- und Nährstoffbedarf des Kindes als auch den der Mutter zu decken.

Das folgende Kapitel gibt einen Überblick über die Veränderungen des Energie- und Nährstoffbedarfs sowie über mögliche kritische Nährstoffe während der (veganen) Schwangerschaft und Stillzeit. Abschließend wird dargestellt, wie sich vegane Schwangere und Stillende optimal versorgen können.

Energie- und Nährstoffbedarf

Es liegt auf der Hand, dass der Energie- und Nährstoffbedarf während der Schwangerschaft und Stillzeit erhöht ist. Denn in dieser Zeit muss neben dem eigenen Körper ein zweiter, wachsender Organismus mitversorgt werden. Für welche Nährstoffe eine höhere Zufuhr notwendig ist und wie sich dieser Mehrbedarf in den Zufuhrempfehlungen niederschlägt, wird im Folgenden näher erläutert. Tab. 4.1 gibt einen ersten Überblick über Veränderungen im Energie- und Nährstoffbedarf während Schwangerschaft und Stillzeit.

Tab. 4.1: Empfehlungen für die Energie- und Nährstoffzufuhr und relativer Mehrbedarf bei Schwangeren und Stillenden[1]

Nahrungsenergie und Nährstoffe	Frauen (nicht schwanger, nicht stillend)[1] (pro Tag)	Schwangerschaft[2]		Stillzeit	
		Zusätzliche Zufuhr, absolut (pro Tag)	Zusätzliche Zufuhr, relativ (%, gerundet)	Zusätzliche Zufuhr, absolut (pro Tag)	Zusätzliche Zufuhr, relativ (%, gerundet)
Nahrungsenergie (kcal)	1.900	250[3] 500[4]	13[3] 26[4]	500[5]	20
Protein (g)	48	10[6]	21[6]	15[13]	31
Vitamin A (mg RÄ[7])	0,8	0,3[6]	38[6]	0,7	89
Folat (µg FÄ[8])	300	250[12]	83	150	50
Vitamin B_2 (mg)	1,1	0,2[9] 0,3[9]	18[9] 27[9]	0,3[10]	27
Vitamin B_6 (mg)	1,2	0,7[6]	58[6]	0,7	58
Vitamin B_{12} (µg)	3,0	0,5	17	1,0	33
Magnesium (mg)	310	0	0	80	25
Eisen (mg)	15	15	100	5[11]	33
Jod (µg)	200	30	15	60	30
Zink (mg)	7	3	43	4	57

1 gilt für Frauen von 19 bis unter 25 Jahre mit einem PAL-Wert von 1,4

2 gilt für Frauen mit Normalgewicht vor der Schwangerschaft

3 ab dem 2. Trimester

4 ab dem 3. Trimester

5 bei ausschließlichem Stillen während der ersten 4–6 Monate

6 ab dem 4. Monat

7 1 mg Retinol-Äquivalent = 6 mg all-trans-β-Carotin = 12 mg andere Provitamin-A-Carotinoide = 1 mg Retinol = 1,15 mg all-trans-Retinylacetat = 1,83 mg all-trans-Retinylpalmitat

8 berechnet nach der Summe folatwirksamer Verbindungen in der üblichen Nahrung (Folat-Äquivalente)

9 unter Berücksichtigung des Richtwerts für Frauen von 19 bis unter 25 Jahren (PAL-Wert 1,4) und Zulage von 250 kcal/Tag während des 2. Trimesters und von 500 kcal/Tag während des 3. Trimesters der Schwangerschaft

10 unter Berücksichtigung des Richtwerts für Frauen von 19 bis unter 25 Jahren (PAL-Wert 1,4) und Zulage von 500 kcal/Tag für ausschließliches Stillen während der ersten 4 bis 6 Monate

11 diese Angabe gilt für stillende und nicht stillende Frauen nach der Geburt zum Ausgleich der Verluste während der Schwangerschaft

12 Frauen, die schwanger werden wollen oder könnten, wird zusätzlich zu einer folatreichen Ernährung 400 µg synthetische Folsäure pro Tag in Form eines Präparats empfohlen, um Neuralrohrdefekten vorzubeugen (4 Wochen vor Beginn bis zum 1. Drittel der Schwangerschaft).

13 ca. 2 g Proteinzulage pro 100 g sezernierte Milch

Nahrungsenergie

Der Körper der Frau benötigt für die Versorgung des Fetus und für die Produktion von Muttermilch mehr Nahrungsenergie als vor der Schwangerschaft bzw. Stillzeit. In der Schwangerschaft kommt dieser Mehrbedarf durch das Wachstum des Kindes, der Plazenta und des mütterlichen Gewebes sowie durch den erhöhten Energieverbrauch durch die Gewichtszunahme zustande. Die Menge dieser zusätzlich benötigten Energie wird allerdings häufig überschätzt. Tatsächlich steigt der Energiebedarf während der Schwangerschaft verhältnismäßig weniger stark an als der Bedarf an verschiedenen Vitaminen und Mineralstoffen.

Die DGE hat 2015 ihre Empfehlungen für die Energiezufuhr überarbeitet und empfiehlt, im 2. Trimester der Schwangerschaft 250 kcal und im 3. Trimester 500 kcal pro Tag zusätzlich zuzuführen. Getreu dem Motto „Klasse statt Masse" sollten vor allem vollwertige Lebensmittel mit einer hohen Nährstoffdichte verzehrt werden. In der Stillzeit ist der Energiebedarf für die Milchproduktion um etwa 500 kcal pro Tag erhöht.

Protein

Ab dem 4. Schwangerschaftsmonat erhöht sich die Zufuhrempfehlung für Protein um etwa 20 %. Der Fetus benötigt zunehmend Protein für den Aufbau von Körpergewebe, ebenso die Mutter für das Plazentawachstum. In der Stillzeit ist der Proteinbedarf aufgrund des Wachstums des Kindes um etwa 35 % erhöht.

Kohlenhydrate und Fette

Die Empfehlungen für die Kohlenhydrat- und Fettzufuhr während der Schwangerschaft und Stillzeit unterscheiden sich nicht wesentlich von den Empfehlungen für nicht schwangere bzw. nicht stillende Frauen. So sollten etwa 50 % des täglichen Energiebedarfs über Kohlenhydrate und bis zu 35 % über Fette gedeckt werden.

Mehrfach ungesättigte Fettsäuren

Zu den mehrfach ungesättigten Fettsäuren zählen u. a. die Omega-6-Fettsäuren Linolsäure und Arachidonsäure sowie die Omega-3-Fettsäuren α-Linolensäure, Eicosapentaensäure (EPA) und Docosahexaensäure (DHA). Für die Entwicklung des Gehirns und der Netzhaut des Fetus und Säuglings ist vor allem DHA von großer Bedeutung. Da das Fettsäuremuster der Muttermilch von der Qualität der verzehrten Nahrungsfette abhängig ist, beeinflusst die Ernährung der Stillenden auch die Versorgung des Kindes mit den wichtigen Fettsäuren. Zwar kann im menschlichen Körper α-Linolensäure in EPA und DHA umgewandelt werden. Die Umwandlungsrate ist jedoch sehr gering, allerdings bei Frauen höher als bei Männern, was auf die Bedeutung von DHA für die Bedarfsdeckung des Fetus und Säuglings hinweist.[2] Die DGE empfiehlt Schwangeren und Stillenden, täglich mindestens 200 mg DHA aufzunehmen.

Einfluss der Ernährung auf die Muttermilch

Der Gehalt einiger Vitamine (z. B. Vitamin A/β-Carotin, B-Vitamine einschließlich Vitamin B_{12}, Vitamin C) und Mineralstoffe (z. B. Jod) sowie das Fettsäuremuster der Muttermilch sind direkt von der Ernährung der Mutter abhängig. Daher gilt auch hier, Lebensmittel mit einer hohen Nährstoffdichte zu verzehren, um eine ausreichende Versorgung des Kindes mit Vitaminen, Mineralstoffen und essentiellen Fettsäuren zu gewährleisten. Unabhängig von der Ernährung ist der Vitamin-D- und Vitamin-K-Gehalt in der Muttermilch normalerweise zu gering, um den Säugling ausreichend zu versorgen. Daher sollten beide Vitamine supplementiert werden (Vitamin D unabhängig von der Sonnenbestrahlung bis zum Ende des ersten Lebensjahres, Vitamin K während der ersten Lebenswochen).

Vitamin A

Vitamin A ist von großer Bedeutung für die Entwicklung von Zellen und Geweben des Kindes und spielt eine entscheidende Rolle bei der Reifung der Lunge im 2. und 3. Trimester der Schwangerschaft. Vitamin A selbst kommt ausschließlich in tierischen Lebensmitteln vor. In vielen pflanzlichen Lebensmitteln (v. a. Gemüse und Obst) ist jedoch reichlich β-Carotin, eine Vorstufe von Vitamin A, enthalten. Als Provitamin A kann β-Carotin im Körper in Vitamin A umgewandelt werden. Da es unterschiedliche Provitamin-A-Carotinoide mit unterschiedlicher Umwandlungsrate gibt, wird die Einheit Retinol-Äquivalent verwendet. Die Zufuhrempfehlung für die Schwangerschaft ist um 38 % erhöht, für die Stillzeit um 89 %.

Bei übermäßigem Verzehr, etwa über Nahrungsergänzungsmittel und Leber, wirkt Vitamin A teratogen (fruchtschädigend) und kann zu Missbildungen führen. Die Zufuhrempfehlungen sollten daher nicht überschritten werden. Eine Überdosierung mit β-Carotin-haltigen Lebensmitteln ist hingegen nicht möglich, da nur so viel umgewandelt wird, wie vom Körper benötigt.

Folat (Folsäure)

Das B-Vitamin Folat hat in der Schwangerschaft eine herausragende Bedeutung, da es u. a. für die Neubildung und Teilung der Körperzellen verantwortlich ist. Ein Folatmangel während der Schwangerschaft kann zu Neuralrohrdefekten (Fehlbildungen an der embryonalen Vorstufe des Zentralnervensystems) des Fetus führen – Aborte, Missbildungen, schwerwiegende und dauerhafte Behinderungen sowie Tod des Kindes können die Folge sein. Da sich das Neuralrohr zwischen dem 22. und 28. Tag der Schwangerschaft schließt, ist vor allem vor und zu Beginn der Schwangerschaft auf eine ausreichende Folatzufuhr zu achten. Dies gilt also auch für alle Frauen, die schwanger werden wollen oder könnten. Die DGE empfiehlt für Schwangere eine zusätzliche Folatzufuhr von 83 % und für Stillende von 50 %. Zur Prävention von Neuralrohrdefekten beim Embryo wird allen Frauen, die schwanger werden wollen oder könnten, empfohlen, zusätzlich zu einer folatreichen Ernährung, täglich 400 μg synthetische Folsäure in Form eines Präparats einzunehmen (vor Beginn bis zum 1. Drittel der Schwangerschaft).

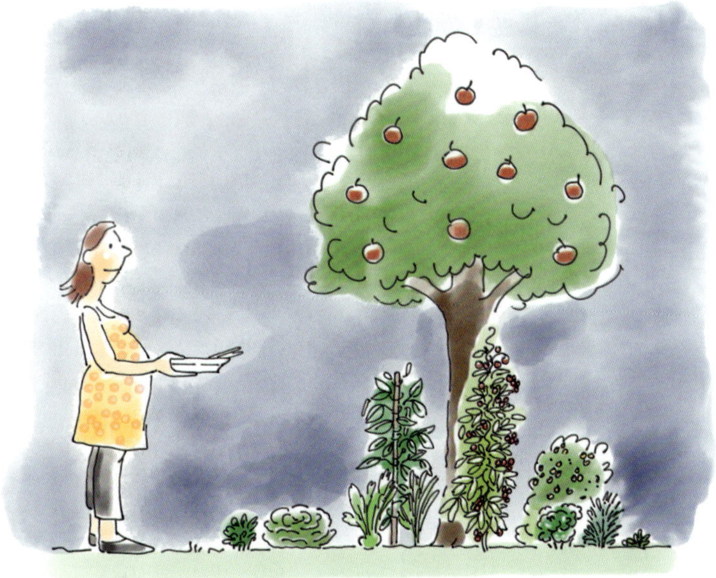

Vitamin B_2 (Riboflavin)

Vitamin B_2 ist wichtig für die Entwicklung des Fetus, da es maßgeblich an der Energiegewinnung beteiligt ist. Ab dem 4. Schwangerschaftsmonat ist die Zufuhrempfehlung für Vitamin B_2 um 18 % erhöht. Im 3. Trimester und in der Stillzeit steigt der Bedarf weiter an, die Empfehlung liegt um 27 % höher als bei nicht schwangeren Frauen.

Vitamin B_6 (Pyridoxin)

Der Bedarf an Vitamin B_6 ist abhängig vom Proteinumsatz, da dieses Vitamin eng mit dem Proteinstoffwechsel verknüpft ist. Aufgrund des steigenden Proteinbedarfs während Schwangerschaft und Stillzeit ist die Zufuhrempfehlung an Vitamin B_6 ab dem 4. Schwangerschaftsmonat um 58 % erhöht. Die Mehrzufuhr in der Stillzeit soll zum einen die Verluste über die Muttermilch kompensieren und zum anderen die Vitamin-B_6-Bestände der Mutter wieder auffüllen. Während der Schwangerschaft ist Vitamin B_6 maßgeblich an der Bildung von Aminosäuren, Häm (Bestandteil des Hämoglobins), roten Blutzellen (Erythrozyten), Immunproteinen und Hormonen beteiligt und somit für eine normale Entwicklung des Fetus bzw. Säuglings sehr wichtig.

Vitamin B_{12} (Cobalamin)

Die Zufuhrempfehlung für Vitamin B_{12} ist in der Schwangerschaft um 17 % und in der Stillzeit um 33 % erhöht. Ein Vitamin-B_{12}-Mangel in der Schwangerschaft steigert das Risiko für ein niedriges Geburtsgewicht, einen Neuralrohrdefekt, für Präeklampsie (hypertensive Erkrankung während der Schwangerschaft) und weitere Schwangerschaftskomplikationen sowie für schwere neurologische Schädigungen beim Kind. Auch in der Stillzeit ist auf eine ausreichende Versorgung mit Vitamin B_{12} zu achten, denn das Kind benötigt das Vitamin für Wachstum und Entwicklung, insbesondere des zentralen Nervensystems.

Magnesium

Der Magnesiumbedarf ist während der Schwangerschaft nicht erhöht. In der Stillzeit ergibt sich eine zusätzliche Zufuhrempfehlung von 25 %. Das heranwachsende Kind benötigt Magnesium für die Nervenreizleitung und die Muskelkontraktion. Außerdem ist Magnesium an zahlreichen enzymatischen Reaktionen, der Energiegewinnung in der Zelle sowie der Knochenmineralisation beteiligt.

Eisen

Während der Schwangerschaft verdoppelt sich die Zufuhrempfehlung für Eisen auf 30 mg pro Tag. Dieser Mehrbedarf kommt durch Wachstum und Blutbildung des Fetus, den Aufbau der Plazenta, eine Vermehrung des Blutvolumens bei der Schwangeren sowie durch basale Eisenverluste zustande. Ein Eisenmangel während der Schwangerschaft kann zu einer Eisenmangelanämie der Mutter führen und außerdem das Risiko für Fehl- und Frühgeburten sowie Fehlentwicklungen des Fetus erhöhen. Um die Eisenverluste aus Schwangerschaft und Geburt auszugleichen, wird stillenden Frauen eine um 33 % erhöhte Eisenzufuhr empfohlen.

Jod

Die empfohlene Jodzufuhr ist in der Schwangerschaft um 15 % und in der Stillzeit um 30 % erhöht. Jod ist essentiell für die Bildung der Schilddrüsenhormone und auch besonders für die Gehirnentwicklung des Fetus von großer Bedeutung. Ein Jodmangel während der Schwangerschaft birgt ein erhöhtes Risiko für Fehlgeburten und Säuglingssterblichkeit sowie beim Neugeborenen für eine Hypothyreose (Unterfunktion der Schilddrüse) und Kropfbildung. Bereits ein leichter Jodmangel in der Schwangerschaft begünstigt beim Kind außerdem Störungen der Gehirnentwicklung, die sich in Hördefekten, kognitiven Defiziten oder neuropsychischen Entwicklungsstörungen äußern können.

Zink

Die höheren Zufuhrempfehlungen für Zink resultieren aus dem Absinken der Plasmazinkspiegel und steigen um 43 % in der Schwangerschaft und um 57 % in der Stillzeit. Welche genauen Auswirkungen ein Zinkmangel auf den Fetus hat, ist bisher nicht klar. Bekannt ist jedoch, dass die Zinkversorgung der Schwangeren die Entwicklung des fetalen Immunsystems beeinflusst.

Kritische Nährstoffe in Schwangerschaft und Stillzeit

Im vorangegangenen Kapitel wurde erläutert, wie sich der Energie- und Nährstoffbedarf während der Schwangerschaft und in der Stillzeit verändert und wie hoch die empfohlene Mehrzufuhr ist. Im Folgenden geht es um mögliche kritische Nährstoffe in der Schwangerschaft und Stillzeit allgemein sowie speziell bei einer veganen Ernährung. Als kritische Nährstoffe werden Nährstoffe bezeichnet, bei denen die Zufuhr häufiger unter den Empfehlungen liegt (siehe auch Kap. 3). Das ist nicht gleichbedeutend mit einem Nährstoffmangel. Liegt die Zufuhr jedoch langfristig unter der empfohlenen Menge, steigt das Risiko für latente und später auch für klinische Nährstoffmängel.

Tab. 4.2: Kritische Nährstoffe in der Schwangerschaft und Stillzeit – Vergleich von Veganerinnen und Mischköstlerinnen[3]

Kritische Nährstoffe in der Schwangerschaft und Stillzeit	Durchschnittliche Versorgung von Veganerinnen im Vergleich zu Mischköstlerinnen
Allgemein	
Vitamin A (β-Carotin)	+
Vitamin D	–
Vitamin B_2	∘ / –
Vitamin B_6	∘ / –
Folat	++
Eisen	∘ / –
Jod	–
Kalzium	– –
Zink	–
Magnesium	+
DHA	–
Bei Veganerinnen außerdem	
Vitamin B_{12}	– –
(Protein)	∘ / –

++ deutlich besser; + besser; o ähnlich; – schlechter; –– deutlich schlechter

Zu den kritischen Nährstoffen für Schwangere und Stillende zählen, unabhängig von der Ernährungsweise, die Vitamine A, D, B_2, B_6 und Folat, die Mineralstoffe Eisen, Jod, Kalzium, Zink, Magnesium sowie die langkettige Omega-3-Fettsäure DHA. Bei einigen dieser Nährstoffe schneiden Veganerinnen besser und bei anderen schlechter ab, bei manchen gibt es keinen großen Unterschied zwischen Veganerinnen und Mischköstlerinnen. Hinzu kommt Vitamin B_{12} als *das* kritische Vitamin in der veganen Ernährung. Zudem war in manchen Studien auch die Proteinzufuhr von Veganerinnen teilweise zu niedrig. Einen Überblick zu den kritischen Nährstoffen in der Schwangerschaft und Stillzeit sowie die Versorgung von Veganerinnen im Vergleich zu Mischköstlerinnen gibt Tab. 4.2.

In welchen Lebensmitteln die kritischen Nährstoffe enthalten sind und worauf bei der Lagerung und der Zubereitung geachtet werden sollte, zeigt dann Kapitel 5.

Die Versorgungslage von Veganerinnen mit **Vitamin A** (aus der Vorstufe β-Carotin) ist aufgrund des hohen Verzehrs von Gemüse und Obst häufig besser als bei Mischköstlerinnen.

Für **Vitamin D** sind sowohl in der Schwangerschaft als auch in der Stillzeit die Zufuhrempfehlungen nicht erhöht. Doch die Vitamin-D-Versorgung ist in der Allgemeinbevölkerung, vor allem im Winter und im Frühjahr, mangelhaft. Studien zeigen, dass Veganerinnen meist noch schlechter versorgt sind als Vegetarierinnen und Mischköstlerinnen (siehe Kap. 3). Daher sollte besonders in der Schwangerschaft und Stillzeit auf eine ausreichende Vitamin-D-Versorgung geachtet werden. Ein Vitamin-D-Mangel während der Schwangerschaft führt u. a. zu Störungen im Kalziumstoffwechsel bei Mutter und Kind.

Statistische Signifikanz

In wissenschaftlichen Studien bedeutet „statistisch signifikant" nicht „groß" oder „deutlich", sondern dass mit einer hohen Wahrscheinlichkeit (meist > 95 %) ausgeschlossen werden kann, dass beobachtete Unterschiede zwischen zwei Variablen (z. B. das Krebsrisiko zweier Bevölkerungsgruppen) zufällig sind. Auch minimale Unterschiede können signifikant sein (auch wenn sie in der Praxis unbedeutend sind). Sind Effekte <u>nicht</u> statistisch signifikant, ist der beobachtete Unterschied wahrscheinlich (aber nicht sicher) rein zufällig.

Vitamin D – nicht nur für die Knochen wichtig

Neben den Wirkungen auf den Kalziumhaushalt und das Skelett beeinflusst Vitamin D auch das Immunsystem, die Insulinsekretion aus der Bauchspeicheldrüse, die Muskelkontraktion sowie die Zellteilung. Durch die Hemmung des Zellwachstums und die Steuerung des programmierten Zelltods von Krebszellen entfaltet Vitamin D vermutlich antikanzerogene (krebshemmende) Wirkungen. Außerdem senkt Vitamin D möglicherweise das Risiko für Herz-Kreislauf-, Infektions- sowie Autoimmunerkrankungen wie Diabetes mellitus Typ 1, Multiple Sklerose und rheumatoide Arthritis. Um wünschenswerte Vitamin-D-Blutspiegel zu erreichen, die über die Knochenwirksamkeit hinausgehen, empfehlen einige Vitamin-D-Forscher eine tägliche Zufuhr von mindestens 40 µg Vitamin D pro Tag (bei fehlender Eigensynthese durch Sonneneinstrahlung).[4,5]

Damit das Neugeborene über die Muttermilch ausreichend mit **Vitamin B_2** versorgt ist, ist eine adäquate Aufnahme vor allem im letzten Trimester der Schwangerschaft und in der Stillzeit sicherzustellen. Veganerinnen zeigen in Studien eine ähnliche, teilweise aber auch eine schlechtere Versorgung mit Vitamin B_2 im Vergleich zu Mischköstlerinnen (siehe Kap. 3).

Über eine vegane Ernährung wird im Vergleich zur Mischkost meist weniger **Vitamin B_6** zugeführt, außerdem ist die Verfügbarkeit von Vitamin B_6 aus pflanzlichen Lebensmitteln herabgesetzt. Zwar ist der Vitamin-B_6-Bedarf von Veganerinnen aufgrund der niedrigeren Proteinzufuhr etwas reduziert, dennoch kommt es bei ihnen teilweise zu einem verminderten Vitamin-B_6-Status.[6]

Etwa 86 % der Frauen in Deutschland erreichen die empfohlene Zufuhr für **Folat** nicht.[7] Aufgrund seiner besonderen Bedeutung in der frühen Schwangerschaft ist eine ausreichende Zufuhr gerade in dieser Zeit sehr wichtig. Durch den hohen Verzehr von folatreichem Gemüse und Vollkornprodukten nehmen Veganerinnen deutlich mehr Folat als Mischköstlerinnen auf und liegen damit meist über den Empfehlungen.[8,9] Aufgrund des hohen präventiven Potentials einer ausreichenden Folatversorgung für Neuralrohrdefekte, wird Frauen, die schwanger werden wollen oder könnten, 4 Wochen vor und in den ersten 3 Monaten der Schwangerschaft, unabhängig von der Ernährungsweise, eine tägliche Supplementierung von 400 µg synthetischer Folsäure empfohlen.[1,10]

Obwohl die Absorption von **Eisen** im Darm während der Schwangerschaft gesteigert ist und die Eisenverluste durch die

Menstruation wegfallen, kommt ein Eisenmangel in der Schwangerschaft unabhängig von der Ernährungsweise häufig vor. Nicht schwangere Veganerinnen zeigten jedoch häufiger erniedrigte Eisenspeicher als nicht schwangere Mischköstlerinnen (siehe Kap. 3). Eine prophylaktische Eisensupplementation während der Schwangerschaft ist nicht zu empfehlen, diese sollte stets individuell und nur bei einem diagnostizierten Eisenmangel in Rücksprache mit dem Arzt erfolgen.[9] Studien zeigen bei hochdosierter Eisensupplementation (≥ 45 mg/Tag) während der Schwangerschaft häufig unerwünschte Nebenwirkungen wie Verstopfung, Übelkeit, Erbrechen und Durchfall.[11]

Jod ist in der Allgemeinbevölkerung ein kritischer Nährstoff. Da bei einer veganen Ernährung der Verzehr von Meeresfischen und Milchprodukten wegfällt, ist die Jodzufuhr von Veganern noch schlechter als die von Vegetariern und Mischköstlern (siehe Kap. 3). Veganerinnen sind daher eine Risikogruppe für einen Jodmangel. Aufgrund der Bedeutung von Jod für die fetale und kindliche Entwicklung sollte daher besonders in der Schwangerschaft und Stillzeit auf eine ausreichende Jodversorgung geachtet werden.

Der Bedarf an **Kalzium** ist weder in der Schwangerschaft noch in der Stillzeit erhöht. Bei einer unzureichenden Kalziumzufuhr mit der Nahrung wird der Mineralstoff jedoch aus den Knochen der Mutter freigesetzt. Dies beeinträchtigt die Knochenmineraldichte und erhöht das Risiko für Osteoporose. Da die durchschnittliche Kalziumzufuhr von Veganerinnen teilweise nur halb so hoch ist wie bei Mischköstlerinnen[12], sollte besonders in der Schwangerschaft und Stillzeit auf den Verzehr kalziumreicher Lebensmittel mit einer guten Kalzium-Bioverfügbarkeit geachtet werden.

Bioverfügbarkeit

Bioverfügbarkeit bezeichnet den Anteil eines Nährstoffes in einem Lebensmittel, der tatsächlich vom Körper aufgenommen und verstoffwechselt wird.

Insbesondere während der Stillzeit sollte auf eine ausreichende Zufuhr von **Zink** geachtet werden. Zink aus pflanzlichen Lebensmitteln hat eine geringere Bioverfügbarkeit als aus tierischen Lebensmitteln. Studien zeigen, dass die Zinkversorgung im Blut von Veganern im Durchschnitt niedriger ist als die von Mischköstlern (siehe Kap. 3).

Magnesium zählt zu den Nährstoffen, mit denen Veganerinnen im Durchschnitt besser versorgt sind als Mischköstlerinnen.[13,14] Da magnesiumreiche Lebensmittel wie Vollkornprodukte und Hülsenfrüchte bei einer veganen Ernährung meist reichlich verzehrt werden, kann auch der Mehrbedarf in der Stillzeit gut abgedeckt werden.

Bei Veganerinnen ist der Verzehr mehrfach ungesättigter Fettsäuren meist höher als bei Mischköstlerinnen.[15] Das spiegelt sich auch im Fettsäuremuster der Muttermilch von Veganerinnen wieder: Sie enthält deutlich mehr Linolsäure (Omega-6) und α-Linolensäure (Omega-3) als die von Mischköstlerinnen. Der Anteil der langkettigen **Omega-3-Fettsäure DHA** ist hingegen sehr niedrig, da pflanzliche Lebensmittel keine DHA enthalten und die körpereigene Umwandlung von α-Linolensäure in DHA limitiert ist.[16]

Vitamin B_{12} wird von Mikroorganismen gebildet und kommt praktisch ausschließlich in tierischen Lebensmitteln vor. Daher muss Vitamin B_{12} bei einer veganen Ernährung zuverlässig supplementiert werden. Dies gilt besonders in der Schwangerschaft und Stillzeit, um schwerwiegende Schäden beim Kind zu vermeiden. Zusätzlich sollte die Vitamin-B_{12}-Versorgung der Mutter anhand von geeigneten Blutparametern (Holo-Transcobalamin [Holo-TC], Methylmalonsäure [MMA]) vor Beginn der Schwangerschaft überprüft werden (siehe Tab. 3.2, S.35). Liegt ein Vitamin-B_{12}-Mangel vor, muss dieser umgehend behoben werden (üblicherweise durch Vitamin-B_{12}-Injektionen). Gleichzeitig sollte die Supplementierung angepasst werden, um eine dauerhafte und sichere Vitamin-B_{12}-Zufuhr sicherzustellen.

Auch mit einer veganen Ernährung ist die empfohlene Mehrzufuhr an **Protein** zu erreichen. Durch die gezielte Kombination verschiedener Proteinquellen über den Tag verteilt, kann die (geringere) biologische Wertigkeit des pflanzlichen Proteins aufgewertet werden. In Studien lag die Proteinzufuhr von Veganerinnen teilweise unter den Empfehlungen (siehe Kap. 3). Ist auch die Nahrungsenergiezufuhr zu niedrig, wird in der Folge Nahrungsprotein und später auch Körperprotein zur Energiegewinnung abgebaut, und es kommt zu Proteinmangelsymptomen bei Mutter und Kind. Um dies zu verhindern, muss insbesondere bei veganer Ernährung auf eine ausreichende Zufuhr an Nahrungsenergie und Protein, vor allem in der Schwangerschaft und Stillzeit, geachtet werden.

Biologische Wertigkeit

Die biologische Wertigkeit ist ein Maß dafür, wie ähnlich Nahrungsproteine den Körperproteinen in ihrer Aminosäurenzusammensetzung sind (Aminosäuren sind die Bausteine der Proteine). Je höher die biologische Wertigkeit eines Proteins ist, umso mehr körpereigenes Protein kann daraus aufgebaut werden. Oder anders ausgedrückt: Bei hoher biologischer Wertigkeit sinkt die Bedarfsmenge. Als Referenzprotein gilt Hühnervollei, dessen biologische Wertigkeit als 100 oder 1 (100 %) definiert wurde. Verglichen damit beträgt beispielsweise die biologische Wertigkeit von Lupinenprotein 91 %, von Rindfleisch 87 %, von Sojaprotein 84 %, von Maisprotein 74 % und von Weizenprotein 59 %. [17,18] Durch Kombination von unterschiedlichen Proteinträgern kann deren biologische Wertigkeit aufgewertet werden (z. B. Getreide mit Hülsenfrüchten). Dabei genügt es, die verschiedenen pflanzlichen Proteinquellen über den ganzen Tag zu verteilen.

Studienlage zu veganer Ernährung in Schwangerschaft und Stillzeit

Bisher wurden nur sehr wenige Untersuchungen mit vegetarisch oder vegan lebenden Schwangeren und Stillenden durchgeführt. Eine systematische Übersichtsarbeit aus dem Jahr 2015 zum Thema vegetarisch-vegane Ernährung in der Schwangerschaft zeigt auf, dass die Studienlage mangelhaft und hinsichtlich der untersuchten Parameter sehr heterogen ist.[19] Ein Teil der Studien befasste sich mit der Nährstoffzufuhr während der Schwangerschaft, andere Untersuchungen erhoben Daten zum Schwangerschaftsverlauf sowie zum Gesundheitszustand von Mutter und Kind. Insgesamt kommen die Autoren zu dem Schluss, dass eine vegetarische oder vegane Ernährung in der Schwangerschaft offenbar als sicher angesehen werden kann, wenn auf eine ausreichende Zufuhr der kritischen Nährstoffe geachtet wird. Bei den Studien mit stillenden Vegetarierinnen und Veganerinnen stand meist die Zusammensetzung der Muttermilch im Fokus.

Im Folgenden werden die Studienergebnisse mit vegetarischen und veganen Schwangeren und Stillenden aus westlichen Ländern zusammengefasst. Einen Überblick über die bisher durchgeführten Untersuchungen geben die **Tab. 4.3** und **4.4**.

Tab. 4.3: Studien mit vegetarischen und veganen Schwangeren[a]

Autor(en), Jahr	Land	Anzahl Teilnehmerinnen gesamt (davon VG = vegetarisch und VN = vegan)	Hauptergebnisse
King et al. 1981[20]	USA	23 (VG 11, VN 1)	- keine Unterschiede im Zinkstatus (Zinkzufuhr, Plasma-, Urin- und Haarzink) zwischen vegetarischen und nicht-vegetarischen Schwangeren - kein Unterschied in Geburtsgewicht und Geburtsgröße zwischen Kindern von Vegetarierinnen und Mischköstlerinnen
Carter et al. 1987[21]	USA	775 (VN 775)	- nur eine Frau mit Präeklampsie
Lakin et al. 1998[22]	UK	19 (VG 4)	- niedrigerer EPA- und DHA-Status bei vegetarischen Müttern (aber höher als erwartet; evtl. höhere Konversionsraten aus α-Linolensäure) - kein Unterschied in Geburtsgewicht und Geburtsgröße zwischen Kindern von Vegetarierinnen und Mischköstlerinnen
North und Golding 2000[23]	UK	~ 6300 (VG ~ 320)	- höheres Risiko für Hypospadie (Entwicklungsstörung der Harnröhre) bei Jungen vegetarischer Mütter
Heins 2001[24]	D	119 (VG 30)	- vegetarische Schwangere: höhere Eisenzufuhr als nicht-vegetarische Schwangere - keine Unterschiede bei Eisenparametern, außer niedrigeres Serumferritin der Vegetarierinnen; vegetarische Schwangere hatten im 3. Trimester häufiger Eisenmangelanämie als nicht-vegetarische Schwangere - vegetarische Schwangere: etwas geringere Zinkzufuhr, aber niedrigeres Risiko für Zinkmangel als nicht-vegetarische Schwangere
Koebnick et al. 2001[25]	D	109 (VG 27)	- vegetarische Schwangere: höhere Folatzufuhr, höheres Plasma- und Erythrozyten-Folat als nicht-vegetarische Schwangere - vegetarische Schwangere hatten niedrigeres Risiko für Folatmangel
Koebnick et al. 2004[26]	D	109 (VG 27)	- vegetarische Schwangere: niedrigeres Serum-Vitamin-B_{12}, höheres Plasma-Homocystein als nicht-vegetarische Schwangere - vegetarische Schwangere hatten ein höheres Risiko für Vitamin-B_{12}-Mangel

Koebnick et al. 2004[27]	D	108 (VG 27)	- vegetarische Schwangere: höhere Magnesiumzufuhr und Magnesiumausscheidung über Urin als nicht-vegetarische Schwangere - keine Unterschiede in den Magnesiumblutwerten (Serum, Erythrozyten) - vegetarische Schwangere hatten seltener Wadenkrämpfe als nicht-vegetarische Schwangere
Stuebe at al. 2009[28]	USA	1388 (VG/VN unklar)	- vegetarische Schwangere hatten im 1. Trimester ein deutlich geringeres Risiko für übermäßige Gewichtszunahme
Alwan et al. 2011[29]	UK	1257 (VG 114)	- vegetarische Schwangere hatten im ersten Trimester eine höhere Eisenzufuhr (Lebensmittel und Supplemente) als nicht-vegetarische Schwangere - vegetarische Schwangere supplementierten im ersten und zweiten Trimester häufiger Eisen als nicht-vegetarische Schwangere

[a] Eingeschlossen wurden Studien, die in der biomedizinischen Datenbank *PubMed* gelistet sind, in englischer Sprache veröffentlicht wurden und zu denen mindestens ein Abstract vorliegt. Außerdem eine deutschsprachige Dissertation aus der Vollwert-Ernährungs-Studie 2. Nicht enthalten sind Studien mit vegetarischen Schwangeren nicht-kaukasischer (meist indischer) Herkunft.

Schwangerschaftsverlauf und Gesundheitszustand von Mutter und Kind

Daten aus zwei Studien zeigten, dass Geburtsgewicht und Geburtsgröße der Kinder von Vegetarierinnen mit denen von Mischköstlerinnen vergleichbar waren.[20,22] Weiterhin hatten vegetarische Schwangere im ersten Trimester ein weniger als halb so hohes Risiko für eine exzessive Gewichtszunahme wie nicht-vegetarische Schwangere.[28] In einer US-amerikanischen Studie mit 775 veganen Schwangeren (Farm Study) wurde nur bei einer Frau eine Präeklampsie diagnostiziert.[21] Eine Untersuchung aus Großbritannien fand ein etwa fünffach erhöhtes Risiko für Hypospadie (Entwicklungsstörung der Harnröhre) bei Jungen, deren Mütter sich während der Schwangerschaft vegetarisch ernährt hatten. Auch die Verwendung von Eisensupplementen erhöhte das Risiko (sowohl bei Vegetarierinnen als auch bei Mischköstlerinnen).[23]

Nährstoffzufuhr und -status

Eine US-amerikanische Studie ermittelte, dass sowohl bei vegetarischen als auch bei nicht-vegetarischen Schwangeren die Zufuhr von Eisen, Zink, Jod, Folat und Vitamin B_6 unterhalb der Empfehlungen lag. Während die Vegetarierinnen zudem eine niedrige Zufuhr von Vitamin D und Niacin aufwiesen, erreichten die Nicht-Vegetarierinnen bei Magnesium und Vitamin E nicht die Referenzwerte. Zudem hatten die vegetarischen Schwangeren eine deutlich geringere Vitamin-B_{12}-Zufuhr als die Vergleichsgruppe, jedoch über der Empfehlung. Bei Zink erreichten die Vegetarierinnen im Durchschnitt 62 % und die Nicht-Vegetarierinnen 72 % der Zufuhrempfehlung. Der Zinkstatus, gemessen an Plasma-, Urin- und Haarzinkkonzentrationen unterschied sich nicht zwischen den Gruppen.[20]

Die Gießener Vollwert-Studie 2 untersuchte insgesamt 109 schwangere Frauen, davon 27 vegetarische Vollwertköstlerinnen, 43 Vollwertköstlerinnen mit geringem Fleischverzehr und 39 Mischköstlerinnen als Kontrollgruppe. Sowohl die Folatzufuhr als auch verschiedene Parameter des Folatstatus (Plasma- und Erythrozytenfolat) waren bei den Vegetarierinnen deutlich höher als bei den beiden anderen Gruppen. Das Risiko für einen Folatmangel war bei den Vegetarierinnen gegenüber den Mischköstlerinnen um 90 % verringert. Die vegetarischen Schwangeren hatten die höchste Eisenzufuhr, jedoch im 3. Trimester häufiger eine Eisenmangelanämie (11,8 %) als die Vollwertköstlerinnen mit wenig Fleisch (3,2 %) und die Kontrollgruppe (0 %). Die durchschnittliche Zinkzufuhr der Vegetarierinnen war etwas niedriger als die der Mischköstlerinnen, beide lagen über den Empfehlungen. Dennoch wiesen weniger vegetarische Frauen (9 %) als Mischköstlerinnen (18 %) einen leichten Zinkmangel auf, gemessen am Haarzink. Die vegetarischen Schwangeren hatten, ebenso wie die Vollwertköstlerinnen mit geringem Fleischverzehr, eine signifikant höhere Magnesiumzufuhr als die Mischköstlerinnen. Dies trug zu einer Reduktion von Wadenkrämpfen im 3. Trimester bei: Etwa 70 % der Mischköstlerinnen, aber nur etwa 25 % der Vegetarierinnen waren von Wadenkrämpfen betroffen. In derselben Studie wiesen die Vegetarierinnen jedoch erniedrigte Serum-Vitamin-B_{12} und höhere Homocysteinwerte als die Mischköstlerinnen auf (erhöhtes Homocystein, aufgrund von Vitamin-B_{12}-Mangel, ist ein Risikofaktor für Herz-Kreislauf-Erkrankungen). Die Autoren kamen zu dem Schluss, dass eine dauerhafte vegetarische Ernährung ohne Supplemente ein erhöhtes Risiko für einen Vitamin-B_{12}-Mangel birgt.[24–27]

Tabelle 4.4: Studien mit vegetarischen und veganen Stillenden[a]

Autor(en), Jahr	Land	Anzahl Teilnehmerinnen gesamt (davon VG = vegetarisch und VN = vegan)	Hauptergebnisse
Sanders et al. 1978[30]	UK	10 (VN 4)	- Muttermilch veganer Frauen enthielt mehr Linolsäure und weniger EPA und DHA als Muttermilch von Mischköstlerinnen
Hergenrather et al. 1981[31]	USA	12 (VN 12)	- Muttermilch veganer Frauen war deutlich geringer mit persistenten Chlorkohlenwasserstoffen belastet als Muttermilch von Mischköstlerinnen
Finley et al. 1985[32]	USA	57 (VG 30)	- Muttermilch vegetarischer Frauen enthielt mehr mehrfach ungesättigte Fettsäuren als die nicht-vegetarischer Frauen - keine Unterschiede im prozentualen Fettanteil in der Muttermilch
Finley et al. 1985[33]	USA	52 (VG 26)	- ähnliche Gehalte an Eisen, Kupfer, Zink, Natrium, Kalium, Kalzium, Magnesium und Laktose in der Muttermilch von vegetarischen und nicht-vegetarischen Frauen
Specker et al. 1987[34]	USA	19 (VG 12)	- ähnlicher Gehalt an Arachidonsäure und DHA in der Muttermilch vegetarischer und nicht-vegetarischer Frauen
Debski et al. 1989[35]	USA	38 (VG 26)	- höherer Selengehalt in der Muttermilch von vegetarischen Frauen als bei nicht-vegetarischen Frauen
Specker et al. 1990[36]	USA	19 (VN[b] 13)	- niedrigerer Vitamin-B_{12}-Gehalt in Muttermilch veganer Frauen als bei Mischköstlerinnen - Zusammenhang zwischen Vitamin-B_{12}-Gehalt der Muttermilch und Serum-Vitamin-B_{12} der Mutter - inverser Zusammenhang zwischen Dauer der veganen Ernährung und Vitamin-B_{12}-Gehalt der Muttermilch
Specker 1994[37]	USA	51 (VN[b] 36)	- deutlich niedrigere Kalziumzufuhr der veganen Mütter als Mischkost-Mütter, dennoch keine Unterschiede im Kalziumgehalt der Muttermilch

[a] Eingeschlossen wurden Studien, die in der biomedizinischen Datenbank *PubMed* gelistet sind, in englischer Sprache veröffentlicht wurden und zu denen mindestens ein Abstract vorliegt. Ausgeschlossen wurden Studien mit vegetarischen Sillenden nicht-kaukasischer (meist indischer) Herkunft.

[b] makrobiotisch

Eine Studie aus Großbritannien kam zu dem Ergebnis, dass schwangere Vegetarierinnen im 1. Trimester eine höhere Eisenzufuhr (Lebensmittel und Supplemente) als schwangere Nicht-Vegetarierinnen aufwiesen. Zudem supplementierten sie, vor allem im 1. und 2. Trimester, häufiger Eisen als die Vergleichsgruppe und hatten so ein geringeres Risiko für eine unzureichende Eisenzufuhr (≤ 14,8 mg/Tag).[29]

In einer weiteren Studie aus Großbritannien hatten vegetarisch lebende Schwangere eine um etwa 90 % niedrigere Zufuhr der langkettigen Omega-3-Fettsäuren EPA und DHA als nichtvegetarische Schwangere. Dennoch war die Konzentration beider Fettsäuren in den roten Blutzellen der Vegetarierinnen weniger verringert als erwartet, was auf eine vermehrte Umwandlung der pflanzlichen Omega-3-Fettsäure α-Linolensäure in EPA und DHA bei vegetarischen Schwangeren hinweist.[22]

Muttermilch

Die Ernährung der Frau beeinflusst u. a. die Fettsäurezusammensetzung der Muttermilch. Eine erste Studie aus Großbritannien untersuchte die Muttermilch von vier veganen Frauen und sechs Mischköstlerinnen. Die Muttermilch der Veganerinnen enthielt signifikant mehr Linolsäure und α-Linolensäure, aber (nicht signifikant) weniger EPA und DHA als die Milch der Mischköstlerinnen (zur statistischen Signifikanz siehe Infokasten S. 53).[30]

In einer US-amerikanischen Untersuchung wies die Muttermilch vegetarischer Frauen ähnliche Gehalte an Arachidonsäure und DHA auf wie die Milch von Mischköstlerinnen.[34]

Eine weitere US-amerikanische Studie nahm 242 Muttermilchproben von Vegetarierinnen und Mischköstlerinnen. Die Analyse ergab, dass die Muttermilch bei vegetarischer Ernährung höhere Mengen an mehrfach ungesättigten Fettsäuren (v. a. Linolsäure) enthielt, während der prozentuale Fettanteil der Milch in beiden Gruppen gleich war. Auch der Gehalt an Eisen, Kupfer, Zink, Natrium, Kalium, Kalzium, Magnesium und Laktose in der Muttermilch unterschied sich nicht zwischen den Gruppen. Trotz ähnlicher Selenzufuhr war der Selengehalt in der Muttermilch der vegetarischen Frauen höher als der der nicht-vegetarischen Frauen.[32,33,35]

Eine Untersuchung in den USA zeigte, dass der Vitamin-B_{12}-Gehalt in der Muttermilch von Veganerinnen (Makrobiotinnen) etwa 40 % niedriger lag als bei Mischköstlerinnen und in engem Zusammenhang mit dem Serum-Vitamin-B_{12} der Mutter stand.

Auch die durchschnittliche Kalziumzufuhr der veganen Frauen war nur etwa halb so hoch wie die der Mischköstlerinnen (486 vs. 1.038 g/Tag). Dennoch gab es keinen Unterschied im Kalziumgehalt der Muttermilch zwischen den Gruppen.[36,37]

Der Gehalt an Umweltschadstoffen aus der Gruppe der Chlorkohlenwasserstoffe war in der Muttermilch von US-amerikanischen Veganerinnen deutlich niedriger als in der Muttermilch von Frauen der Allgemeinbevölkerung.[31]

Die Ausführungen zeigen, dass besonders zu veganer Ernährung in der Schwangerschaft und Stillzeit noch erheblicher Forschungsbedarf besteht. Dennoch liefern die bisherigen Studienergebnisse keinen Grund zur Besorgnis: vorausgesetzt, die vegane Ernährung wird sorgfältig geplant und auf die kritischen Nährstoffe wird besonders geachtet. Wie das gelingt, zeigt das folgende Kapitel.

Abschließend sei die US-amerikanische Academy of Nutrition and Dietetics (AND; früher American Dietetic Association, ADA) zitiert. In ihrem Positionspapier zur vegetarischen Ernährung aus dem Jahr 2009 sagt die Fachgesellschaft: „(...) angemessen geplante vegetarische Kostformen, einschließlich veganer Kostformen, sind gesund, ernährungsphysiologisch angemessen und können einen gesundheitlichen Nutzen durch die Vorbeugung und Behandlung bestimmter Krankheiten bieten. Gut geplante vegetarische Kostformen sind für alle Lebensabschnitte, einschließlich Schwangerschaft, Stillzeit, Säuglingsalter, Kindheit und Jugend sowie für Sportler geeignet."[38]

Die Deutsche Gesellschaft für Ernährung (DGE) ist hingegen deutlich zurückhaltender. Im 2016 veröffentlichten Positionspapier zur veganen Ernährung heißt es: „Für Schwangere, Stillende, Säuglinge, Kinder und Jugendliche wird eine vegane Ernährung [...] nicht empfohlen. Wer sich dennoch vegan ernähren möchte, sollte dauerhaft ein Vitamin-B_{12}-Präparat einnehmen, auf eine ausreichende Zufuhr v. a. der kritischen Nährstoffe achten und ggf. angereicherte Lebensmittel und Nährstoffpräparate verwenden. Dazu sollte eine Beratung von einer qualifizierten Ernährungsfachkraft erfolgen und die Versorgung mit kritischen Nährstoffen regelmäßig ärztlich überprüft werden."[46]

Die richtige Lebensmittelauswahl für vegane Schwangere und Stillende

Um die abstrakten Nährstoffempfehlungen aus den vorangegangenen Kapiteln in die Praxis umzusetzen, wurde eine vegane Ernährungspyramide für Schwangere entwickelt (**Abb. 4.1**). Sie zeigt, welche Lebensmittelgruppen in welchen Mengen empfehlenswert sind. Die Basis bilden ungesüßte Getränke. Es folgen Lebensmittel, die besonders häufig verzehrt werden sollten: Gemüse und Obst sowie Vollkornprodukte und Kartoffeln, ergänzt durch Hülsenfrüchte und weitere Proteinquellen, Nüsse und Samen, Milchalternativen sowie pflanzliche Fette und Öle (inkl. DHA-Anreicherung). Hinzu kommen Algen für die Jodversorgung, Vitamin-B_{12}-Supplemente sowie die Ergänzung von Vitamin D in den Wintermonaten. Körperliche Aktivität an der frischen Luft mit Sonnenlicht für etwa 15–30 Minuten pro Tag (u. a. für die Vitamin-D-Bildung in der Haut) ist ebenfalls ein wichtiger Bestandteil für einen gesundheitsfördernden Lebensstil.

Abb. 4.1: Die vegane Ernährungspyramide für Schwangere

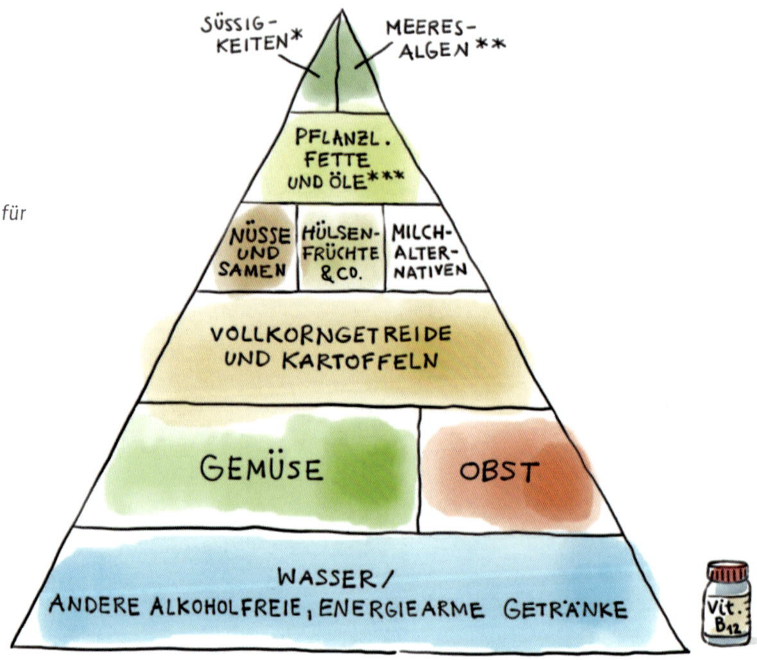

* in Maßen, falls gewünscht
** Nori bzw. Noriflocken mit einem Jodgehalt von 15 mg/100g
*** inklusive 200 mg DHA täglich aus angereicherten Ölen

Getränke

Bevorzugte Getränke sollten energiearme bzw. -freie Getränke wie Wasser, ungesüßter Tee oder verdünnte Fruchtsäfte (Verhältnis Saft:Wasser = 1:3–4) sein. Empfehlenswert ist die Verwendung von kalziumreichem Mineralwasser (mindestens 400 mg Kalzium pro Liter). Empfohlene Trinkmengen sind:

- Schwangerschaft: mindestens 1,5 Liter pro Tag
- Stillzeit: mindestens 1,7 Liter pro Tag
- hinzu kommt das in Lebensmitteln enthaltene Wasser.

Gemüse und Obst

Gemüse und Obst liefern viele wertvolle Inhaltsstoffe wie Vitamine, Mineralstoffe, Ballaststoffe und sekundäre Pflanzenstoffe. Die DGE empfiehlt, täglich mindestens drei Portionen Gemüse und zwei Portionen Obst zu essen. Eine Portion entspricht etwa einer Handvoll. Für Schwangere und Stillende darf es ruhig etwas mehr sein. Umgerechnet in Gramm ergeben sich daraus:

- Gemüse: 400–500 g pro Tag (etwa 50 % unerhitzte Frischkost und 50 % schonend gegart)
- Obst: 250–350 g pro Tag (unerhitzt).

Sekundäre Pflanzenstoffe

Die sekundären Pflanzenstoffe grenzen sich von primären Pflanzenstoffen (wie Kohlenhydrate, Fette oder Proteine) dadurch ab, dass sie nicht im primären, sondern im sekundären Stoffwechsel der Pflanzen entstehen. Bislang sind etwa 100.000 verschiedene sekundäre Pflanzenstoffe bekannt, von denen etwa 5.000–10.000 in der menschlichen Nahrung vorkommen.[39] In der Pflanze dienen diese Substanzen u. a. als Abwehrstoffe gegen Schädlinge und Krankheiten, als UV-Schutz oder als Lockmittel für Bestäuber. Auch die vielfältigen Farben, Düfte und Aromen verdanken Pflanzen diesen Stoffen. Zu den sekundären Pflanzenstoffen zählen beispielsweise Carotinoide, Polyphenole, Phytoöstrogene, Phytosterole, Glucosinulate und Sulfide. Beim Menschen entfalten sekundäre Pflanzenstoffe zahlreiche positive Gesundheitseffekte: Sie wirken appetit- und verdauungsanregend, senken den Blutdruck und den Cholesterinspiegel im Blut, wirken entzündungshemmend und antioxidativ sowie der Krebsentstehung entgegen. Bei durchschnittlicher Mischkost beträgt die tägliche Zufuhr an sekundären Pflanzenstoffen etwa 1,5 g.[40] Sekundäre Pflanzenstoffe kommen besonders in Gemüse, Obst, Vollgetreide, Kartoffeln, Hülsenfrüchte sowie Nüssen und Ölsamen vor.

Vollkorngetreide, Pseudogetreide und Kartoffeln

Getreide ist der wichtigste Energie-, Kohlenhydrat- und Proteinlieferant in einer veganen Ernährung. Vollkorngetreide und Pseudogetreide (z. B. Quinoa, Buchweizen) versorgen uns außerdem mit B-Vitaminen, Mineralstoffen und sekundären Pflanzenstoffen. Viele dieser Nähr- und Inhaltsstoffe stecken vor allem im Keim und in den Randschichten des Getreidekorns – daher sind Vollkornprodukte den niedrig ausgemahlenen Weißmehlprodukten vorzuziehen. Zudem enthalten Vollkornprodukte Ballaststoffe, die für eine gute Verdauung sorgen, sättigend wirken und helfen, Verstopfung vorzubeugen. Dabei sollten die verschiedenen Getreideprodukte wie z. B. Vollkornbrot, Vollkornnudeln, Vollkornreis, Hirse, Quinoa, Buchweizen, Grünkern und ungesüßte Vollkornflocken variiert werden. Kartoffeln liefern ebenfalls Proteine und Kohlenhydrate und sind eine wichtige Quelle für B-Vitamine, Vitamin C und verschiedene Mineralstoffe. Sie sollten möglichst gering verarbeitet und abwechselnd zu Vollkornprodukten verzehrt werden.

Empfehlenswert sind etwa vier Portionen Vollkorngetreide, Pseudogetreide und Kartoffeln pro Tag, dies entspricht pro Portion etwa:

- Getreide und Reis: ca. 70–80 g (roh) bzw. ca. 250 g (gegart)
- Vollkornbrot: 2–3 Scheiben à 50 g
- Vollkornteigwaren: 125 g (roh)
- Kartoffeln: 2–4 Stück (ca. 200–350 g).

Proteinquellen – Hülsenfrüchte, Tofu, Seitan und Co.

Hülsenfrüchte liefern viel Protein sowie komplexe Kohlenhydrate, Mineralstoffe, Vitamine, Ballaststoffe und sekundäre Pflanzenstoffe. Zudem haben sie eine hohe Sättigungswirkung. Proteinreiche traditionelle asiatische Fleischalternativen wie Tofu, Tempeh und Seitan können auf vielfältige Weise zubereitet werden. Aber auch daraus hergestellte Produkte wie Tofu-Burger, Seitan-Würstchen oder Lupinen-Schnitzel bieten eine Bereicherung des Speiseplans. Besonders hier sollten Bio-Produkte verwendet werden, denn diese enthalten keine Farbstoffe, Süßstoffe oder Geschmacksverstärker (z. B. Glutamat). Außerdem weisen sie nur einen Bruchteil der Zusatzstoffe auf, die im konventionellen Bereich erlaubt sind. Auch der Einsatz von Gentechnik, etwa beim Anbau der Sojabohnen, ist verboten. Geachtet werden sollte jedoch auf den Fett- und Salzgehalt der Fertigprodukte, der mitunter sehr hoch sein kann.

Empfehlenswert ist täglich etwa eine Portion Hülsenfrüchte (40–50 g Rohgewicht bzw. 150–220 g gegart) oder Tofu, Seitan, Lupine und Co. (50–100 g).

Milchalternativen

Milch und Milchprodukte können durch eine breite Palette an pflanzlichen Alternativen ersetzt werden. Dabei sollten mit Kalzium angereicherte Produkte bevorzugt werden. Empfehlenswert sind ein bis drei Portionen pro Tag bzw. insgesamt etwa 200–300 g.

Nüsse und Ölsamen

Trotz ihres hohen Energiegehalts sind Nüsse, Nussmuse und Ölsamen sehr zu empfehlen. Denn sie liefern Proteine, einfach und mehrfach ungesättigte Fettsäuren sowie weitere wertgebende Inhaltsstoffe wie Folat, Vitamin E, Eisen, Zink, teilweise Kalzium sowie Ballaststoffe und sekundäre Pflanzenstoffe. Paranüsse sind außerdem eine gute pflanzliche Selenquelle. Zudem zeigen Studien, dass es keinen Zusammenhang zwischen Nussverzehr und Gewichtszunahme gibt.[41] Eine Erklärung dafür ist die gute Sättigungswirkung von Nüssen, zudem wird offenbar nur ein Teil der enthaltenen Energie aufgenommen und verwertet. Empfehlenswert sind 30–60 g Nüsse und Ölsamen pro Tag (inkl. Nussmus).

Öle und Fette

Pflanzliche Öle sind reich an einfach und mehrfach ungesättigten Fettsäuren. Öle mit einem hohen Gehalt an Omega-3-Fettsäuren, wie Lein-, Raps-, Hanf- oder Walnussöl, sollten in unerhitzter Form täglich auf dem Speiseplan stehen. Da Veganer oft ein ungünstiges Verhältnis der Zufuhr von Omega-6- zu Omega-3-Fettsäuren aufweisen, sollten Omega-6-Fettsäure-reiche Öle (v. a. Sonnenblumen-, Distel- und Maiskeimöl) möglichst gar nicht verwendet werden. Um eine ausreichende Versorgung mit DHA sicherzustellen, ist der Verzehr von mit DHA (aus Mikroalgen) angereichertem Leinöl zu empfehlen (wer Leinöl nicht mag: es gibt mittlerweile auch mit DHA angereichertes Olivenöl). Als Standardöl für die warme Küche ist Olivenöl die beste Wahl, zum Braten können ungehärtetes Kokosfett oder ölsäurereiches Bratöl verwendet werden. Alle pflanzlichen Öle sollten kaltgepresst, nativ und aus ökologischer Erzeugung sein. Empfehlenswert sind 2–4 Esslöffel Öl pro Tag, davon etwa 2 Esslöffel DHA-angereichertes Leinöl oder Olivenöl (entspricht 250 mg DHA).

Meeresalgen (Nori)

Für die Jodversorgung sollten neben jodiertem Speisesalz bzw. Meersalz mit jodhaltigen Algen täglich etwa 1 g Nori verzehrt werden. Besonders gut zu dosieren sind Nori-Flocken (1 g entspricht etwa 1 gehäuften Teelöffel).

Kaffee und Co: nur in Maßen

Ein übermäßiger Konsum von Koffein in der Schwangerschaft wird mit einem erhöhten Risiko für spontane Frühgeburten und für ein niedriges Geburtsgewicht in Verbindung gebracht.[42,43] Zwei bis drei Tassen Kaffee bzw. schwarzer oder grüner Tee pro Tag (< 5–6 mg Koffein pro kg Körpergewicht) wirken sich nach derzeitiger Studienlage jedoch nicht nachteilig auf den Verlauf der Schwangerschaft aus. Energy Drinks sollten in der Schwangerschaft nicht konsumiert werden, da sie teilweise sehr hohe Koffeingehalte pro Portion aufweisen.[10] Zudem kann es zu ungünstigen Wechselwirkungen mit anderen Inhaltsstoffen (z. B. Taurin, Inosit und Glucuronolacton) und damit zu einer Wirkungsverstärkung kommen. Colagetränke liefern vor allem Zucker, Süßungsmittel und Zusatzstoffe und sollten möglichst die Ausnahme bleiben.

Alkohol und rauchen: bitte nicht!

Aufgrund seiner teratogenen (erbgutschädigenden) und neurotoxischen Wirkung, darf Alkohol in der Schwangerschaft nicht konsumiert werden.[44] Bereits gelegentlicher Alkoholkonsum kann zu Entwicklungsstörungen des Kindes führen, wie Wachstumsstörungen sowie Störungen des Zentralnervensystems. Alkohol geht in die Muttermilch über, verringert die Milchmenge und kann beim Säugling zu leichteren und kürzeren Schlafphasen führen. Zwar wurden bei gelegentlichem Alkoholkonsum während der Stillzeit bisher keine Schädigungen des Säuglings beobachtet. Dennoch sollte vorsorglich auch in der Stillzeit darauf verzichtet werden.
Rauchen in der Schwangerschaft führt zu Wachstumsverzögerungen des Fetus und zu einem erhöhten Risiko für Extrauterinschwangerschaften sowie für Fehl-, Früh- und Totgeburten.[10] Darüber hinaus geht Nikotin in die Muttermilch über und wird vom Säugling aufgenommen. Nikotin ist für Säuglinge hoch toxisch und kanzerogen (krebsauslösend). Auch weitere Risiken erhöhen sich, wenn in Schwangerschaft oder Stillzeit geraucht wird: Asthma, Allergien, Gesichtsspalten, Schädigungen der Atemwege, Adipositas, Diabetes mellitus, Bluthochdruck, Hyperaktivität und plötzlicher Kindstod. Das gilt teilweise auch für Passivrauchen.[45]

Literatur

1 Deutsche Gesellschaft für Ernährung (DGE), Österreichische Gesellschaft für Ernährung (ÖGE), Schweizerische Gesellschaft für Ernährung (SGE) (2015): Referenzwerte für die Nährstoffzufuhr. Neuer Umschau Buchverlag, Neustadt a. d. Weinstraße, 2. Aufl.

2 Burdge GC, Wootton SA (2002): Conversion of alpha-linolenic acid to eicosapentaenoic, docosapentaenoic and docosahexaenoic acids in young women. Br J Nutr 88 (4), 411–420

3 Leitzmann C, Keller M (2013): Vegetarische Ernährung. Ulmer, Stuttgart. 3. Aufl.

4 Ströhle A (2011): Vitamin D im Blickfeld der Prävention. Ernährung im Fokus 11 (6), 242–253

5 Cashman KD, Hill TR, Lucey AJ, Taylor N et al. (2008): Estimation of the dietary requirement for vitamin D in healthy adults. Am J Clin Nutr 88 (6), 1535–1542

6 Waldmann A, Dörr B, Koschizke JW, Leitzmann C, Hahn A (2006): Dietary intake of vitamin B6 and concentration of vitamin B6 in blood samples of German vegans. Public Health Nutr 9 (6), 779–784

7 MRI (Max Rubner-Institut) (2008): National Verzehrsstudie II. Ergebnisbericht, Teil 1. Karlsruhe, S. 122

8 Kristensen NB, Madsen ML, Hansen TH, Allin KH et al. (2015): Intake of macro- and micronutrients in Danish vegans. Nutr J 14, 115

9 Hahn A, Ströhle A, Wolters M (2016): Ernährung. Wissenschaftliche Verlagsgesellschaft, Stuttgart, 3. Aufl. S. 613

10 Koletzko B, Bauer CP, Bung P, Cremer M, Flothkotter M, Hellmers C, Kersting M, Krawinkel M, Przyrembel H, Rasenack R et al. (2012) Ernährung in der Schwangerschaft, Teil 2. Handlungsempfehlungen des Netzwerks „Gesund ins Leben – Netzwerk Junge Familie“. Dtsch Med Wochenschr 137 (25–26), 1366–1372

11 Peña-Rosas JP, Viteri FE (2009): Effects and safety of preventive oral iron or iron+folic acid supplementation for women during pregnancy. Cochrane Database Syst Rev (4), CD004736

12 Davey GK, Spencer EA, Appleby PN, Allen NE, Knox KH, Key TJ (2003): EPIC–Oxford: lifestyle characteristics and nutrient intakes in a cohort of 33 883 meat-eaters and 31 546 non meat-eaters in the UK. Public Health Nutr 6 (3), 259–268

13 Davey GK, Spencer EA, Appleby PN, Allen NE, Knox KH, Key TJ (2003): EPIC–Oxford: lifestyle characteristics and nutrient intakes in a cohort of 33 883 meat-eaters and 31 546 non meat-eaters in the UK. Public Health Nutr 6 (3), 259–268

14 Kristensen NB, Madsen ML, Hansen TH, Allin KH et al. (2015): Intake of macro- and micronutrients in Danish vegans. Nutr J 14, 115

15 Kristensen NB, Madsen ML, Hansen TH, Allin KH et al. (2015): Intake of macro- and micronutrients in Danish vegans. Nutr J 14, 115

16 Sanders TAB, Reddy S (1992): The influence of a vegetarian diet on the fatty acid composition of a human milk and the essential fatty acid status of the infant. J Pediatr 120, 71–77

17 Duranti M, Consonni A, Magni C, Sessa F, Scarafoni A (2008): The major proteins of lupin seed: characterisation and molecular properties for use as functional and nutraceutical ingredients. Trends in Food Science and Technology 19 (12), 624–633

18 Biesalski HK, Grimm P (2015): Taschenatlas Ernährung. Thieme, Stuttgart. 6. Aufl. S. 141

19 Piccoli GB, Clari R, Vigotti FN, Leone F et al. (2015): Vegan-vegetarian diets in pregnancy: danger or panacea? A systematic narrative review. BJOG 122, 623–633

20 King JC, Stein T, Doyle M (1981): Effect of vegetarianism on the zinc status of pregnant women. Am J Clin Nutr 34, 1049–1055

21 Carter JP, Furman T, Hutcheson HR (1987): Preeclampsia and reproductive performance in a community of vegans. South Med J 80, 692–697

22 Lakin V, Haggarty P, Abramovich DR, Ashton J, Moffat CF, McNeill G (1998): Dietary intake and tissue concentration of fatty acids in omnivore, vegetarian and diabetic pregnancy. Prostaglandins Leukot Essent Fatty Acids 59, 209–220

23 North K, Golding J, The Alspac Study Team (2000): A maternal vegetarian diet in pregnancy is associated with hypospadias. BJU Int 85, 107–113

24 Heins U (2001): Einfluss der Kostform auf den Eisen-, Zink- und Kupferstatus in der Schwangerschaft. Dissertation, Shaker, Aachen

25 Koebnick C, Heins UA, Hoffmann I, Dagnelie PC, Leitzmann C (2001): Folate status during pregnancy in women is improved by long-term high vegetable intake compared with the average western diet. J Nutr 131, 733–739

26 Koebnick C, Hoffmann I, Dagnelie PC, Heins UA, Wickramasinghe SN, Ratnayaka ID (2004): Long-term ovo-lacto vegetarian diet impairs vitamin B-12 status in pregnant women. J Nutr 134, 3319–3326

27 Koebnick C, Leitzmann R, Garcia AL, Heins UA, Heuer T, Golf S (2004): Long-term effect of a plant-based diet on magnesium status during pregnancy. Eur J Clin Nutr 59, 219–225

28 Stuebe AM, Oken E, Gillman MW (2009): Associations of diet and physical activity during pregnancy with risk for excessive gestational weight gain. Am J Obstet Gynecol 201, 58. e1–8

29 Alwan NA, Greenwood DC, Simpson NAB, McArdle HJ, Godfrey KM, Cade JE (2011): Dietary iron intake during early pregnancy and birth outcomes in a cohort of British women. Hum Reprod 26, 911–919

30 Sanders TA, Ellis FR, Dickerson JW (1978): Studies of vegans: the fatty acid composition of plasma choline phosphoglycerides, erythrocytes, adipose tissue, and breast milk, and some indicators of susceptibility to ischemic heart disease in vegans and omnivore controls. Am J Clin Nutr 31 (5), 805–813

31 Hergenrather J, Hlady G, Wallace B, Savage E (1981): Pollutants in breast milk of vegetarians. N Engl J Med 304 (13), 792

32 Finley DA, Lönnerdal B, Dewey KG, Grivetti LE (1985): Breast milk composition: fat content and fatty acid composition in vegetarians and non-vegetarians. Am J Clin Nutr 41, 787–800

33 Finley DA, Lönnerdal B, Dewey KG, Grivetti LE (1985): Inorganic constituents of breast milk from vegetarian and nonvegetarian women: relationships with each other and with organic constituents. J Nutr 115 (6), 772–781

34 Specker BL, Wey HE, Miller D (1987): Differences in fatty acid composition of human milk in vegetarian and nonvegetarian women: long-term effect of diet. J Pediatr Gastroenterol Nutr 6, 764–768

35 Debski B, Finley DA, Picciano MF, Lönnerdal B, Milner J (1989): Selenium content and glutathione peroxidase activity of milk from vegetarian and nonvegetarian women. J Nutr 119 (2), 215–220

36 Specker BL, Black A, Allen L, Morrow F (1990): Vitamin B12-low milk concentrations are related to low serum concentrations in vegetarian women and to methylmalonic aciduria in their infants. Am J Clin Nutr 52, 1073–1076

37 Specker BL (1994): Nutritional concerns of lactating women consuming vegetarian diets. Am J Clin Nutr 59 (5 Suppl), 1182S–1186S

38 Craig WJ, Mangels AR (2009): Position of the American Dietetic Association: vegetarian diets. J Am Diet Assoc 109, 1266–1282

39 Watzl B (2008): Einfluss sekundärer Pflanzenstoffe auf die Gesundheit. In: Deutsche Gesellschaft für Ernährung (Hrsg.): Ernährungsbericht 2008. Bonn. S. 335–379

40 Hahn A, Ströhle A, Wolters M (2016): Ernährung. Wissenschaftliche Verlagsgesellschaft, Stuttgart, 3. Aufl. S. 394

41 Mattes R, Dreher M (2010). Nuts and healthy body weight maintenance mechanisms. Asia Pac J Clin Nutr 19 (1), 137–141

42 Li J, Zhao H, Song JM, Zhang J et al. (2015): A meta-analysis of risk of pregnancy loss and caffeine and coffee consumption during pregnancy. Int J Gynaecol Obstet 130 (2), 116–122

43 EFSA (European Food Safety Authority) (2015): EFSA explains risk assessment: Caffeine. (www.efsa.europa.eu/sites/default/files/corporate_publications/files/efsaexplainscaffeine150527.pdf) (abgerufen 24.10.2016)

44 DGE (Deutsche Gesellschaft für Ernährung) (2009): Stellungnahme der Deutschen Gesellschaft für Ernährung e. V.: Auswirkungen eines moderaten Alkoholkonsums in der Schwangerschaft. (www.dge.de/fileadmin/public/doc/ws/stellungnahme/DGE-Stellungnahme-Alkoholkonsum-Schwangerschaft-2009-01.pdf) (abgerufen 24.10.2016)

45 DKFZ (Deutsches Krebsforschungszentrum) (Hrsg.) (2010): Schutz der Familie vor Tabakrauch. Heidelberg

46 DGE (Deutsche Gesellschaft für Ernährung) (2016): Vegane Ernährung. Position der Deutschen Gesellschaft für Ernährung. Ernährungs Umschau 63(4), 92–102

5 Schwangerschaft und Stillzeit: Kritische Nährstoffe in der Praxis

Vitamin A

Gelbes, oranges, grünes Gemüse und Obst, wie gelbe Paprika, Möhren, Aprikosen und Brokkoli, sind reich an β-Carotin (Vorstufe von Vitamin A) und tragen so zu einer guten Vitamin-A-Versorgung bei. Da Vitamin A zu den fettlöslichen Vitaminen gehört, ist es notwendig, dass ein wenig Fett zeitgleich bzw. bis etwa 2 Stunden nach dem Verzehr von β-Carotin-haltigen Lebensmitteln aufgenommen wird.

Aus der Praxis

- Müsli aus Dinkelflocken, Orangensaft, weißem Mandelmus und frischem Obst
- Müslischnitten und gelbe Paprika
- Möhren-Cashew-Gemüse

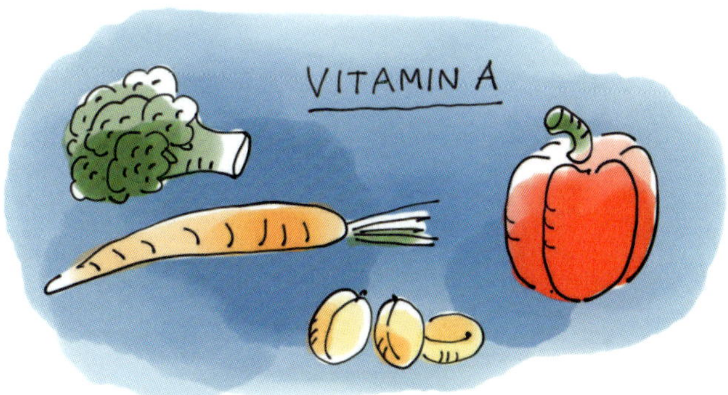

Vitamin D

Vitamin D ist nur in einigen tierischen Lebensmitteln, wie fettem Seefisch, in hohen Mengen enthalten. Es kann jedoch unter Einwirkung von Sonneneinstrahlung in unserer Haut gebildet werden. In den sonnenarmen Monaten (Oktober bis März) kommt diese Eigensynthese in unseren Breiten allerdings fast vollständig zum Erliegen. Daher sollten in dieser Zeit, unabhängig von der Ernährungsweise, 20 µg (= 800 IE) Vitamin D_3 pro Tag supplementiert werden (Vitamin D_2 hat offenbar eine geringere Wirksamkeit als Vitamin D_3[1]). Zwischen April und September sollten Sie, je nach Hauttyp, möglichst täglich 15–30 Minuten zwischen 10 und 13 Uhr mit unbekleideten Unterarmen und Waden sowie ohne Sonnenschutz in der Sonne verbringen, um eine ausreichende Vitamin-D-Synthese sicherzustellen.[2]

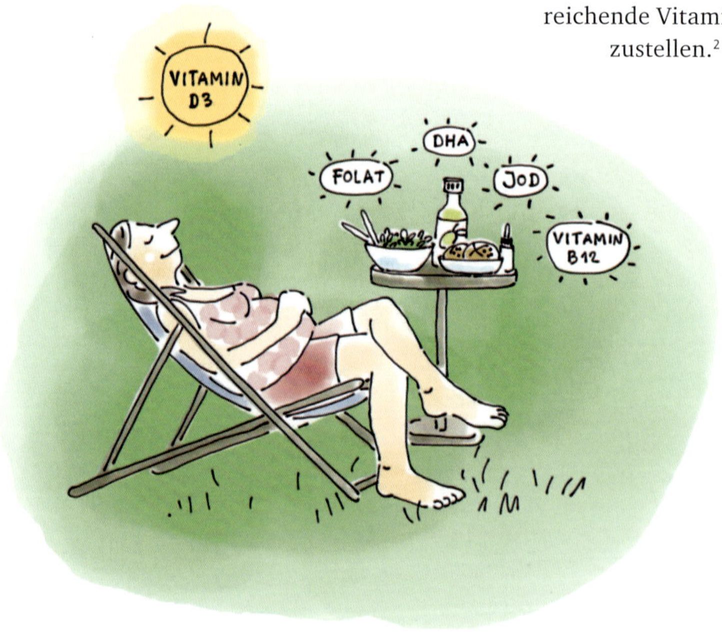

Vitamin B_2

Gute Quellen für Vitamin B_2 sind Hefeflocken, Pilze, Nüsse (v. a. Mandeln und Cashew), Ölsamen, Grünkohl und Brokkoli. Da Vitamin B_2 sehr lichtempfindlich und außerdem wasserlöslich ist, verringert sich der Gehalt in den Lebensmitteln durch die Lagerung und Zubereitung. Allerdings ist es beständig gegen Hitze und Säure. Über den Keimvorgang, z. B. von Vollkorngetreide, Hülsenfrüchten oder Mandeln, erhöht sich der Vitamin-B_2-Gehalt.

Aus der Praxis

- Bircher Müsli
- Cashew-Bananen-Brot mit Möhren-Cashew-Creme
- Nudeln mit Champignons und Mandelstreu

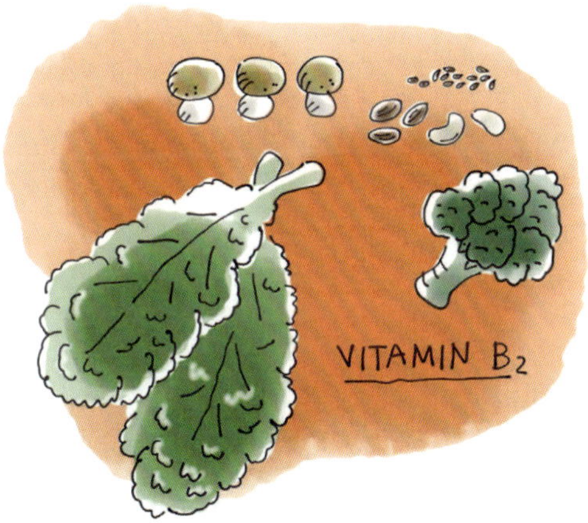

Vitamin B_6

Besonders Vitamin-B_6-reich sind Bananen, Hülsenfrüchte, Vollkorngetreide, Nüsse, Avocado, Ölsaaten und Kohl.

Aus der Praxis

- Müsli aus 5-Korn-Flocken verrührt mit pürierten Bananen, Orangensaft, Mandelmus und frischem Obst
- Roggen-Vollkorn-Sauerteig-Brot mit Avocadocreme
- Dinkelkeimling-Salat

Folat (Folsäure)

Gute Quellen für Folat sind Gemüse, insbesondere grünes Blattgemüse und Kohl, Vollkorngetreide und Hülsenfrüchte. Da Folat bei der Lebensmittelzubereitung durch Waschen, Erhitzen und Sauerstoffkontakt bis zu 90 % abgebaut wird, sollten etwa ein Drittel bis die Hälfte der folathaltigen Lebensmittel als unerhitzte Frischkost verzehrt werden.
Für die Zubereitung von Gemüse und Obst gilt daher:

- Gemüse und Obst frisch einkaufen
- dunkel lagern
- unzerkleinert kurz, aber gründlich waschen
- schonend garen, dämpfen und dünsten
- die Garflüssigkeit mitverwenden
- nicht warm halten – besser: schnell abkühlen und kurz vor dem Verzehr wieder aufwärmen.

Aus der Praxis

- Grüner Smoothie
- Sandwich aus Vollkorn-Roggensauerteigbrot, gefüllt mit Aufstrich und Feldsalat
- Rahmspinat mit Kartoffelmus

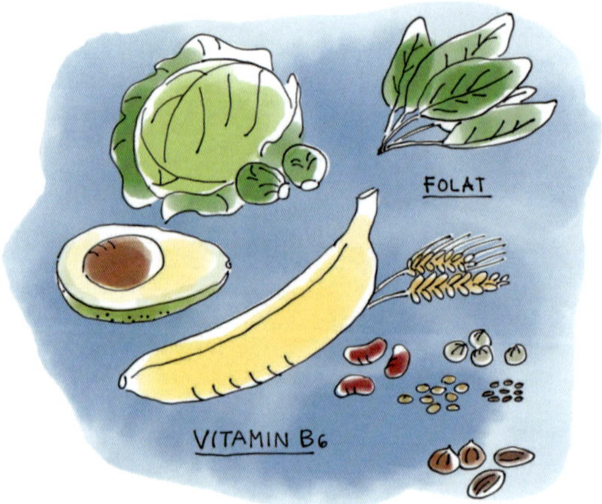

Eisen

Das dreiwertige pflanzliche Eisen (Fe^{3+}) ist deutlich schlechter verfügbar als das zweiwertige Hämeisen (Fe^{2+}) aus tierischen Lebensmitteln. Durch eine gezielte Kombination eisenreicher pflanzlicher Lebensmittel mit Vitamin C und anderen organischen Säuren (z. B. Zitronensäure, Milchsäure) sowie durch bestimmte Zubereitungsverfahren kann die Verfügbarkeit des pflanzlichen Eisens jedoch verbessert werden. Insbesondere Phytinsäure (siehe Infobox Kap. 7, S. 104), Tannine (aus Kaffee und Tee), Oxalsäure, Ballaststoffe sowie Kalzium hemmen die Eisenaufnahme. Daher gilt für eine optimale Eisenaufnahme aus eisenreichen Lebensmitteln wie Vollkorngetreide (v. a. Hirse, Hafer, Roggen), Kürbiskernen und Nüssen:

- einweichen bzw. garen
- pürieren
- Getreide in kalziumfreier Flüssigkeit einweichen und zubereiten
- Kaffee und Tee zeitlich versetzt zu eisenreichen pflanzlichen Lebensmitteln trinken.

Aus der Praxis

- Hirse-Orangen-Müsli
- Roggen-Vollkornsauerteigbrot mit Pflaumenaufstrich, dazu Beeren
- Petersiliensalat mit Quinoa, dazu Falafel

Jod

Die Versorgung kann über die ausschließliche Verwendung von Jodsalz und von mit Jodsalz hergestellten Produkten (v. a. Brot) sowie über den regelmäßigen Verzehr von Meeresalgen mit moderatem Jodgehalt, z. B. Nori, gedeckt werden. Allgemein wird Schwangeren und Stillenden jedoch empfohlen, zusätzlich zur Ernährung 100–150 µg Jod pro Tag zu supplementieren. Liegt eine Schilddrüsenerkrankung vor, ist eine Supplementierung in jedem Falle mit dem Arzt abzusprechen.

Aus der Praxis

- Backwaren mit Jodsalz selber backen
- Noriblätter in der Pfanne trocken rösten, mit Sesamöl bestreichen und mit ein wenig Salz bestreuen, dazu gemischter Salat
- Räuchertofu-Creme, dazu Pellkartoffeln
- veganes Sushi

Kalzium

Die Kalziumresorption wird durch Oxalsäure und Phytinsäure (siehe Infobox Kap. 7, S. 104) gehemmt. Gute Kalziumquellen sind Grünkohl, Pak Choi, Brokkoli, Mandeln, Kichererbsen, mit Kalzium angereicherte Pflanzendrinks sowie kalziumreiches Mineralwasser (mindestens 400 mg Kalzium pro Liter). Auch Sesam(mus) enthält viel Kalzium, dieses hat aber eine sehr niedrige Bioverfügbarkeit. Da Kochsalz die Kalziumausscheidung fördert, ist es ratsam, mit Salz sparsam umzugehen. Einen kräftigen und herzhaften Geschmack erreicht man z. B. auch durch Schabzigerklee oder geräuchertes Paprikapulver sowie frische Kräuter. Achtung: (Vegane) Fertigprodukte sind häufig sehr stark gesalzen!

Aus der Praxis

- Dinkelgrießbrei mit Beeren
- Ölsaatenbrot mit Sesam-Dattel-Aufstrich
- Gemüsequiche

Zink

Vollkorngetreide, Nüsse und Hülsenfrüchte sind besonders zinkreich. Die Zinkaufnahme wird durch Zitronensäure gefördert und v. a. durch Phytinsäure und Ballaststoffe gehemmt. Zum Abbau der Phytinsäure und Verbesserung der Zinkresorption sollten Getreide, Nüsse und Hülsenfrüchte eingeweicht, schonend gegart, geröstet, fermentiert oder gekeimt verzehrt werden.

Aus der Praxis

- Amaranth-Hafer-Müsli
- Erdnusskekse
- Asia-Päckchen mit Erdnusssauce

Magnesium

Reich an Magnesium sind insbesondere Vollkornprodukte, Nüsse, Ölsamen und Hülsenfrüchte. Zubereitungsverluste entstehen v. a. durch Wässern und Kochen in reichlich Wasser. Das Kochwasser sollte demnach möglichst mitverwendet werden.

Aus der Praxis

- Müsli aus gepopptem Amaranth mit Cashewkernen, Cashewmus und Apfelsine
- Smoothie aus Himbeeren, Mandelmus und magnesiumreichem Mineralwasser
- Linsen-Vollkornreis mit gemischtem Gemüse der Saison

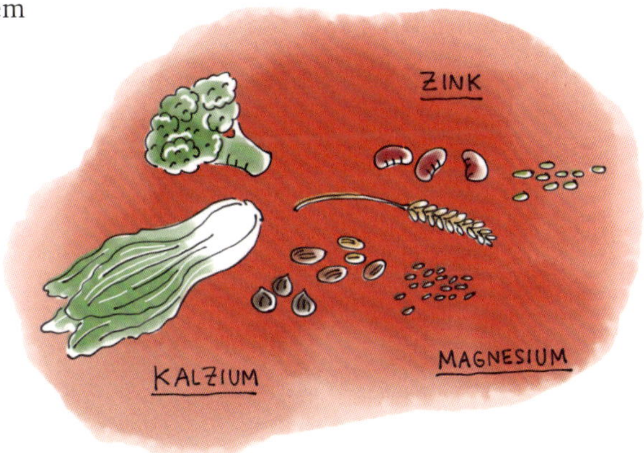

Omega-3-Fettsäuren/DHA

Um die Zufuhr von Omega-3-Fettsäuren zu erhöhen, ist es besonders in der Schwangerschaft und in der Stillzeit sinnvoll, Omega-3-reiche pflanzliche Öle wie Lein-, Raps-, Walnuss- oder Hanföl zu verzehren. Allen Schwangeren und Stillenden wird außerdem die Zufuhr von 200 mg DHA pro Tag empfohlen. Bei veganer Ernährung bietet sich ein mit DHA angereichertes Leinöl oder Olivenöl an (2 Esslöffel pro Tag). Dabei stammt die DHA nicht aus Fisch, sondern aus Mikroalgen. Auf diese Weise können auch Veganerinnen die Zufuhrempfehlungen umsetzen.

Aus der Praxis

- Grüner Smoothie
- Roggen-Vollkorn-Sauerteig-Brot mit Frischcreme
- Pellkartoffeln mit Leinöl, dazu Blattsalat mit Walnüssen

Vitamin B_{12}

Bei veganer Ernährung ist eine zuverlässige und regelmäßige Vitamin-B_{12}-Ergänzung unverzichtbar! Hierbei sind Vitamin-B_{12}-Supplemente (Tabletten, Tropfen) in einer Tagesdosis von 10–50 µg pro Tag empfehlenswert. Dabei ist es unerheblich, welche Vitamin-B_{12}-Form (Cyanocobalamin, Methylcobalamin, Hydroxycobalamin) verwendet wird, alle sind gleichermaßen wirksam. Ergänzend können mit Vitamin B_{12} angereicherte Lebensmittel sowie eine Vitamin-B_{12}-Zahncreme verwendet werden.

Protein

Für eine ausreichende Proteinversorgung sowie eine Verbesserung der biologischen Wertigkeit sollten verschiedene pflanzliche Eiweißträger, wie Hülsenfrüchte, Getreide, Nüsse, Ölsaaten und Kartoffeln, in einer Mahlzeit oder über den Tag verteilt kombiniert werden.

Aus der Praxis

- Müsli mit Haferflocken, Cashewkernen, Sojamilch und frischem Obst
- Roggen-Vollkorn-Sauerteig-Brot mit einer Kräuter-Tofu-Creme
- Endiviensuppe mit Räuchertofu und Kartoffeln

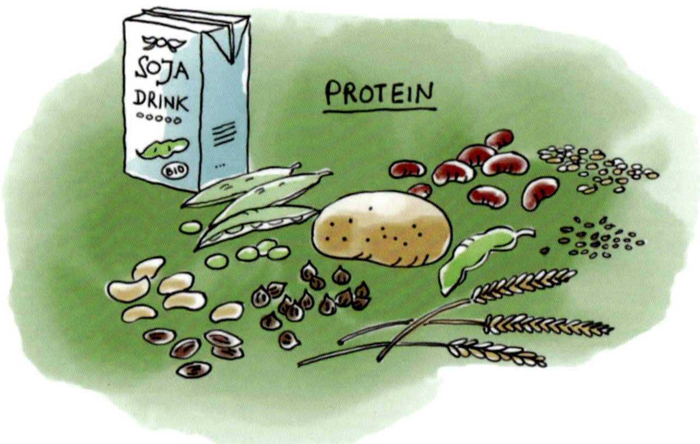

Nahrungsergänzungsmittel bei veganer Schwangerschaft und Stillzeit

- Täglich sollten 10–50 µg Vitamin B_{12} über Nahrungsergänzungsmittel supplementiert werden. Ergänzend bieten sich mit Vitamin B_{12} angereicherte Lebensmittel und eine Vitamin-B_{12}-Zahncreme an.
- Über ein DHA-angereichertes Leinöl oder Olivenöl sollten täglich 200 mg DHA zugeführt werden.
- Unabhängig von der Ernährungsweise sollten Frauen möglichst einen Monat vor Beginn bis zum Ende des 1. Drittels der Schwangerschaft zusätzlich zu einer folatreichen Ernährung 400 µg Folsäure pro Tag supplementieren.
- Unabhängig von der Ernährungsweise wird Schwangeren (und Stillenden) empfohlen, neben der Verwendung von Jodsalz 100–150 µg Jod pro Tag zu supplementieren.
- Unabhängig von der Ernährungsweise und der Lebensphase sollten in den sonnenarmen Monaten zwischen Oktober und März 20 µg (800 IE) Vitamin D_3 pro Tag supplementiert werden.

Literatur

1 Tripkovic L, Lambert H, Hart K, Smith CP et al. (2012): Comparison of vitamin D2 and vitamin D3 supplementation in raising serum 25-hydroxyvitamin D status: a systematic review and meta-analysis. Am J Clin Nutr 95 (6), 1357–1364

2 Moan J, Grigalavicius M, Dahlback A, Baturaite Z, Juzeniene A (2014): Ultraviolet-radiation and health: optimal time for sun exposure. Adv Exp Med Biol 810, 423–428

6 Muttermilch in der veganen Säuglingsernährung

Stillen will gelernt sein – Vorbereitung und Unterstützung ist alles

Auch wenn Stillen das Natürlichste der Welt und Muttermilch die vollwertigste Nahrung überhaupt ist, sollte das Stillen gut vorbereitet werden. Viele natürliche Vorgänge haben in unserer heutigen schnelllebigen Zeit ihre Selbstverständlichkeit verloren, z. B. die Zubereitung von vollwertigen, naturbelassenen Mahlzeiten. Wenn Sie sich vegan ernähren und dies auch für Ihr Kind möchten, kommen Sie um die Muttermilch, das Stillen, nicht herum. Muttermilch ist erste Wahl. Das Stillen wird nun Sie und Ihr Kind die nächsten 1½–2 Jahre und auch darüber hinaus begleiten.

Falsche Informationen über das Stillen, dramatisch geschilderte Stillprobleme einzelner Frauen und mangelndes Selbstvertrauen verunsichern immer wieder viele Eltern in ihrem Vorhaben, ihr Kind mit Muttermilch zu versorgen. Aber: Fast alle Frauen können stillen, wenn sie es wollen. Voraussetzung dafür ist, dass Sie von Ihrem Partner und der ganzen Familie zu 100 % unterstützt werden, gut vorbereitet sind und bei möglichen Schwierigkeiten von einer Stillberaterin oder Hebamme professionell begleitet werden. Wenn Sie und Ihr Partner sich schon vor der Geburt ausgiebig über das Stillen informieren, dann stehen Ihre Chancen gut für eine genussvolle und problemlose Stillzeit. Aber nicht nur die Stillabsicht, das Selbstvertrauen und die Einstellung des Partners wirken sich auf den Stillerfolg aus, auch die Anfangsbedingungen nach der Geburt, also in der Klinik oder im Geburtshaus, haben einen großen Einfluss auf eine gelingende Stillbeziehung.

Voraussetzungen für einen optimalen Stillbeginn

- Sparsamer Einsatz von Medikamenten unter der Geburt.
- Intensiver Hautkontakt in den ersten beiden Stunden.
- Ruhige Atmosphäre für die ganze Familie.
- Apgar-Werte des Kindes bestimmen, während es idealerweise auf dem Bauch der Mutter liegt.
- Wiegen, Messen und Baden haben Zeit bis nach dem ersten Stillen.
- Ungestörtes Suchen der Brust durch das Neugeborene (gegebenenfalls Unterstützung geben).
- Zweiter Stillkontakt angeleitet durch professionelle Hilfe (das Kind lernt die richtige oder die falsche Technik ganz am Anfang).
- Stillfreundliches Krankenhaus (möglichst WHO/UNICEF-zertifiziert „Babyfreundliches Krankenhaus“) bzw. stillfreundliches Geburtshaus.

Muttermilch, die Alleskönnerin

Muttermilch ist auch für Mischköstlerinnen alternativlos, da sie die Alleskönnerin unter den Lebensmitteln ist. Sie versorgt das Kind nicht nur optimal mit allen lebensnotwendigen Nährstoffen, sondern sie überbrückt auch die Kluft zwischen dem wohlorganisierten Schutz im Mutterleib und der erst später einsetzenden eigenen Infektabwehr. Dieser Infektschutz ist einzigartig und kann von einer industriellen Säuglingsmilchnahrung, ob auf Kuhmilch- oder Sojabasis, nicht imitiert werden.

Muttermilch ist flexibel

Muttermilch ist nicht nur eine Alleskönnerin, sie ist auch unschlagbar in ihrer Fähigkeit, sich anzupassen. Sie ist jederzeit verfügbar und frisch, stillt Hunger und Durst, ist optimal temperiert sowie keim- und allergenarm. Sie verändert sich im Verlauf der Stillzeit und reagiert so ausgesprochen sensibel auf die wechselnden Bedürfnisse des Säuglings. Auch während der Stillmahlzeit verändert sie sich, indem sie erst wässriger ist und so den Durst des Kindes stillt und dann fettreicher wird, um dem Hunger gerecht zu werden. Steigen die Außentemperaturen, ist Muttermilch ebenfalls wässriger, um den erhöhten Flüssigkeitsbedarf des Kindes auszugleichen.

Muttermilch im Verlauf der Stillzeit

- Kolostrum = Vormilch, schleimig dickflüssig und gelblich, die Milch der ersten 5–7 Tage. Sie ist besonders eiweißreich und liefert reichlich Enzyme, Aminosäuren und Antikörper. Das Kolostrum ist unerlässlich für die Immunabwehr des Säuglings und wichtig zur Vorbeugung der Neugeborenengelbsucht.
- Transitorische Milch = Übergangsmilch, die Milch für die nächsten 1–2 Wochen. Der Eiweißgehalt wird langsam geringer, der Fettgehalt (und die Menge) steigt an.
- Reife Milch: Die Milch ab der 3. Woche hat einen hohen Energie-, Fett- und Laktosegehalt, der Eiweißgehalt ist niedriger als vorher.
- Milch in der Abstillphase hat eine ähnliche Zusammensetzung wie das Kolostrum mit einem hohen Gehalt an Immunglobulinen.

Qualität der Muttermilch

Die Qualität der Muttermilch bezüglich des Gehaltes an einigen Vitaminen und Mineralstoffen sowie des Fettsäuremusters verändert sich in Abhängigkeit der Essgewohnheiten der stillenden Frau. Der Geschmack der Muttermilch ist so abwechslungsreich wie der Speiseplan der Mutter.

Psychologische Faktoren

Stillen ist deutlich mehr als nur die Gabe von Muttermilch. Der Prozess „Stillen“ fördert in einer einzigartigen Art und Weise die Mutter-Kind-Beziehung, also die Symbiose zur Festigung der Bindung und somit der Persönlichkeit des Kindes. Stillen wird auch als Sinnbild tiefgehender Sorge und Verantwortung für einen anderen Menschen verstanden: Eine innige Bindung und Verständigung ohne Worte, ein intensiver nonverbaler Kommunikationsprozess.

Gesundheitsförderung auch für die Frau

Stillen hat auch etwas mit Gesundheitsförderung zu tun. Bei der Frau bewirken die Stillhormone eine schnellere Gebärmutterrückbildung und sie verringern das Risiko für einige Krebsarten (v. a. Brustkrebs) sowie für Osteoporose. Eine Gewichtsreduktion um etwa 1 kg pro Monat ist normal und kann während der Stillzeit eine gute Möglichkeit für ein schnelleres Erreichen des Ausgangsgewichts vor der Schwangerschaft sein.

Auch der Säugling und später das Kind profitieren auf lange Sicht vom Stillen und der Aufnahme von Muttermilch. So wird das Risiko für plötzlichen Kindstod, Mittelohrentzündungen, Magen-Darm-Erkrankungen, Neurodermitis sowie Asthma und weitere Allergien (besonders bei familiärer Vorbelastung) deutlich gesenkt, wenn Muttermilch 4 Monate ausschließlich und danach mindestens bis zum ersten Geburtstag begleitend gegeben wird. Langfristig beugt Muttermilch chronischen Erkrankungen wie Übergewicht, Adipositas und Typ-2-Diabetes vor. Auch die Kiefer- und Gaumenentwicklung sowie die Intelligenz des Kindes beeinflusst Stillen positiv. Und durch die Geschmacksprägung lernt das Kind von Anfang an eine gesundheitsfördernde Essweise über die Muttermilch kennen.

Ressourcen und Umwelt

Stillen wirkt sich auch auf die Umwelt aus, da der Energie- und Ressourcenaufwand für die Herstellung, den Transport und die Verpackung von industrieller Säuglingsnahrung entfällt. Auch die finanziellen Belastungen (monatlich etwa 100–120 Euro) entfallen für die Familie.

Bildung von Muttermilch

Über die Schwangerschaftshormone wird Ihre Brust mit dem komplexen Milchbildungssystem perfekt auf ihren Einsatz nach der Geburt vorbereitet. Direkt nach der Geburt wirken die Stillhormone Prolaktin und Oxytocin. Prolaktin ist für die Milchbildung verantwortlich, Oxytocin für die Ausschüttung der Milch. Durch das Saugen des Kindes an der Brust wird Ihrem Körper signalisiert, die beiden Hormone auszuschütten.

Prolaktin unterstützt die Milchproduktion im Drüsengewebe, Oxytocin wirkt auf die glatte Muskulatur im Gewebe zusammenziehend, sodass die Milch über die Milchgänge zur Brustwarze fließt. Beide Brüste bilden ungefähr gleich viel Milch, dennoch kann es sein, dass Ihr Kind eine Seite bevorzugt.

Oxytocin

Oxytocin ist nicht nur zuständig für den Milchfluss, es fördert auch die Gebärmutterkontraktion und somit die Rückbildung der Gebärmutter. Auf der psychischen Ebene sorgt Oxytocin für mehr Gelassenheit, Zufriedenheit und Verbundenheit. Nicht ohne Grund wird es auch Kuschel- und Bindungshormon genannt, es wird schon beim bloßen Hautkontakt – auch im Vater-Kind-Kontakt – ausgeschüttet.

Nachfrage bestimmt das Angebot

Auch beim Stillen gilt: Die Nachfrage bestimmt das Angebot. Je häufiger Sie Ihr Kind anlegen, desto mehr Milch wird gebildet. Durch Stillen nach Bedarf passt sich die Milchmenge an. In den ersten Wochen können Sie damit rechnen, dass Ihr Kind etwa acht- bis zwölfmal in 24 Stunden gestillt werden möchte. Der Rhythmus ist allerdings sehr unregelmäßig, also nicht unbedingt alle 2–3 Stunden. Vor allem am späten Nachmittag oder am Abend möchten viele Kinder immer wieder an die Brust.

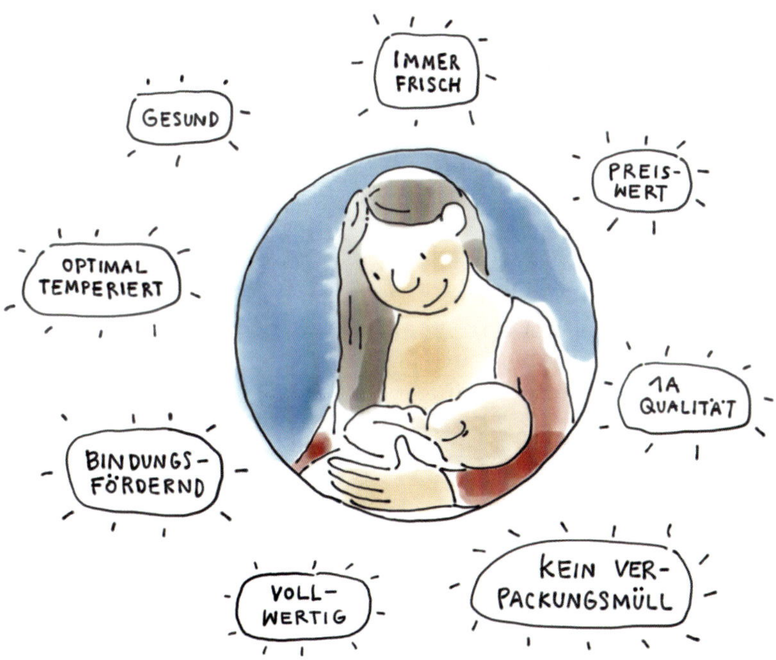

Man nennt dies „Cluster-feeding": Ihr Kind trinkt eine kurze Weile, hört auf, döst vielleicht ein wenig und beginnt erneut zu trinken. Da ist es hilfreich, das Sofa für eine Weile zum allgemeinen Familienesstisch umzustrukturieren.

Auch die Länge einer Stillmahlzeit variiert sehr. Stillen Sie also nicht nach der Uhr, sondern nach Bedarf, damit Ihr Kind die Milch genau dann in der richtigen Menge bekommt, wann es sie braucht. So kann sich das Verhältnis von Angebot und Nachfrage optimal einstellen. Eine Ausnahme bilden die Kinder, die nur langsam zunehmen, nicht gut gedeihen oder erkrankt sind. Hier kann es sinnvoll sein, das Kind zu wecken und es zu häufigerem Stillen anzuregen.

Hungersignale erkennen

Zu wissen, wann Ihr Kind hungrig oder satt ist, ist für Sie als Eltern ein Lernprozess, der manchmal einige Wochen andauert. Stillen nach Bedarf wird oft nicht ganz richtig verstanden. Es heißt nicht, dass bei jedem „Meckern" gleich angelegt werden sollte, sondern bedeutet, dass Ihr Kind zu unterschiedlichen Zeiten einmal mehr und einmal weniger Hunger hat. Hier ist es gut, die Hungersignale kennen zu lernen, damit Stillen nach Bedarf dem Stillbedürfnis von Mutter und Kind entspricht und nicht andere Bedürfnisse Ihres Kindes übersehen werden.

Frühe Hungersignale

- Such- und Saugbewegungen
- Unruhe
- Bewegung der Hand zum Mund
- strampeln, Armbewegungen
- angespannte Körperhaltung
- geballte Fäuste
- runzeln der Stirn
- sanfte Laute oder Seufzen

Milchmenge

In den ersten Tagen trinkt Ihr Kind nur sehr wenig. Die Aufnahmekapazität des Magens liegt bei nur 5 ml – ein Fingerhut! Später kann eine Milchmahlzeit bis zu 200 ml betragen. Die Menge, die Ihr Kind pro Mahlzeit dann trinkt, ist sehr unterschiedlich und hängt vom Hunger ab. Dieser wiederum wird von der Aktivität sowie der jeweiligen Wachstumsphase beeinflusst. Einen ungefähren Richtwert gibt das Körpergewicht Ihres Kindes: In den ersten 4 Monaten trinkt Ihr Kind ein Sechstel bis ein Fünftel des Körpergewichts. Ein Beispiel: Ihr Kind wiegt 4 kg, dann trinkt es 650–800 ml in 24 Stunden, mit 5 kg Körpergewicht 830–1.000 ml in 24 Stunden. Ab dem fünften Monat, wenn dann auch langsam die Beikost eingeführt wird, beträgt die Milchmenge etwa ein Siebtel des Körpergewichts, also bei einem Körpergewicht von 7 kg rund 1 l in 24 Stunden.

Die Milch reicht!

Sie müssen Ihr Kind nicht vor und nach einer Mahlzeit wiegen, um festzustellen, ob die Milch gut läuft und Ihr Kind gut trinkt – außer Sie, der Arzt oder die Hebamme haben das Gefühl, dass Ihr Kind nicht ausreichend wächst. Gehen Sie ansonsten davon aus, dass die Milch reicht.

Wenn Ihr Kind

- ausdauernd und rhythmisch saugt (Sie erkennen das an den tiefen Zügen am Unterkiefer),
- das Schlucken für Sie gut hörbar ist,
- der Mund Ihres Kindes feucht ist und
- die Arme und Hände entspannt hängen,

dann wissen Sie, dass die Milch reicht und einem guten Gedeihen nichts im Wege steht. Eine wöchentliche Gewichtszunahme von 120–210 g gibt dann endgültige Sicherheit.

Milchmenge steigern

Auch wenn die Nachfrage das Angebot bestimmt, kann es einmal sein, dass Sie das Gefühl haben, die Milch könnte nicht reichen. Häufiges Stillverlangen, kurze Schlafphasen und ein allgemein unruhiges Verhalten Ihres Kindes unterstützen dieses Gefühl. Insbesondere in Wachstums- und Entwicklungsschüben, wenn Ihr Kind häufiger nach der Brust verlangt, verstärkt sich dieser

Eindruck. Aber auch hier gilt: Verlassen Sie sich auf die Natur, die häufige Nachfrage regelt auch in kürzester Zeit das Angebot. Die wichtigste Referenz für ein ausreichendes Angebot ist ansonsten die Ausscheidung: Sechs bis acht nasse Windeln und zwei bis fünf „volle" Windeln in 24 Stunden sind ein eindeutiges Indiz für genügend Milch.

Lässt das Gefühl Sie dennoch nicht los, dann ist jetzt das Wichtigste, Ruhe einkehren zu lassen. Denn Stress hat einen sehr großen Einfluss auf die Milchbildung. Das ist leichter gesagt als getan. Überdenken Sie Ihren Tag und schauen Sie genau hin, welche Aufgaben Sie delegieren können, sodass Sie entlastet werden. Regelmäßiges Essen ist jetzt das A und O, damit die Milch fließt. Und hier haben warme bzw. gegarte kalte Mahlzeiten (z. B. Linsensalat, Couscous) eine besonders große Bedeutung. Durch das abwechslungsreiche Angebot erhöhen Sie die Nährstoffvielfalt in der Muttermilch, sorgen dafür, dass Ihr Kind gut satt wird und Sie sich wohl fühlen. Eine halbe Stunde vor der Stillmahlzeit ein warmes Getränk ist perfekt, dann weiten sich die Blutgefäße im Körper und die Milch kann besser fließen. Besonders bewährt hat sich Getreidekaffee mit einem ordentlichen Schuss warmem Haferdrink. Hafer zählt zu den Lebensmitteln, die ganz besonders die Milchbildung anregen: Ein warmes Hafermüsli am Morgen ist ein idealer Start in den Stilltag. Auch Gemüsebrühe wirkt fördernd auf den Milchfluss.

Damit die Milch fließt

- Ruhetage einlegen
- Hausarbeiten delegieren
- lernen, Hilfe anzunehmen
- ausruhen, wenn das Kind schläft
- zwei warme Mahlzeiten am Tag
- eine halbe Stunde vor der Stillmahlzeit ein warmes Getränk
- Jeder, der mein Kind sehen möchte, muss ein Essen mitbringen.

Stillpositionen

Sie können Ihr Kind im Liegen oder Sitzen stillen. Wichtig ist nur, dass die Position, die Sie wählen, für Sie und Ihr Kind bequem ist, sodass Sie keine Schulter-Nacken-Verspannungen bekommen und Ihr Kind die Brust richtig erfassen kann.

Ihr Kind sollte sich dann auf der Höhe Ihrer Brust befinden und Ihnen Bauch an Bauch ganz zugewandt sein. Berühren Sie den Mund Ihres Kindes sanft mit der Brustwarze, Ihr Kind wird den Mund sehr weit öffnen. Dann führen Sie das Kind in Richtung Brust, sodass die Kieferleiste das Brustgewebe erfasst und die Brustwarze und ein großer Teil des Warzenvorhofs in der Mundhöhle ganz verschwindet. Ihr Kind ist dann richtig angelegt, wenn die Lippen sichtbar nach außen gestülpt sind, Nase, Kinn und Wangen die Brust fast berühren und das Ohr, die Schulter und die Hüfte des Kindes eine Linie bilden. Das gelingt Ihnen, wenn Sie Ihr Kind zur Brust führen und nicht umgekehrt. Denn eine Stillposition, bei der Sie sich zum Kind beugen, wird schnell unbequem werden und zu Verspannungen führen, möglicherweise auch zu wunden Brustwarzen, da Ihr Kind diese nicht vollständig umfasst. Ein Stillkissen ist für die optimale Haltung eine gute Unterstützung.

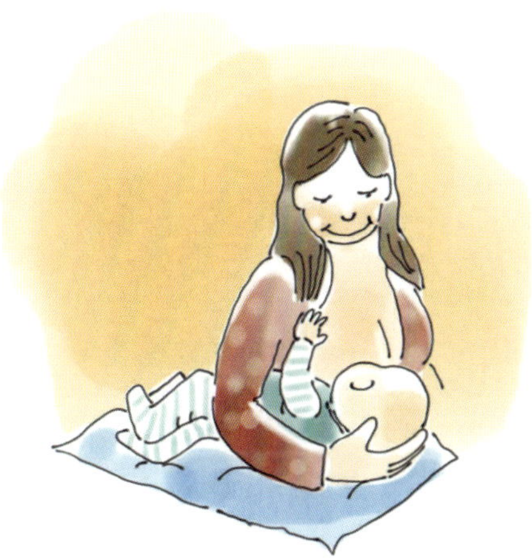

Stillen im Rückengriff (Fußballgriff): Das Kind liegt unter dem Arm der Mutter

Stillen im Wiegegriff: Der Kopf des Kindes liegt in der Ellenbeuge der Mutter

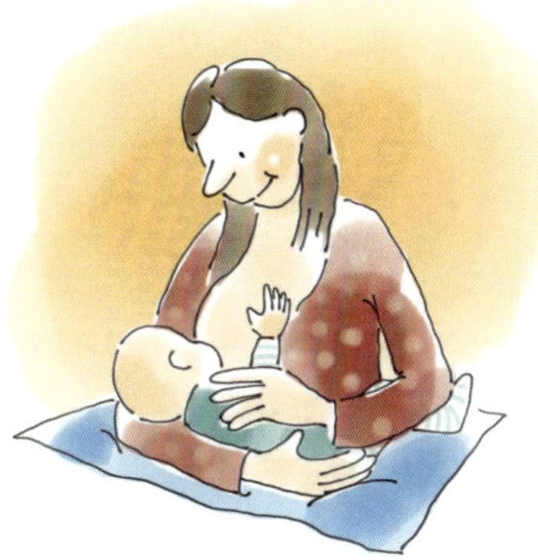

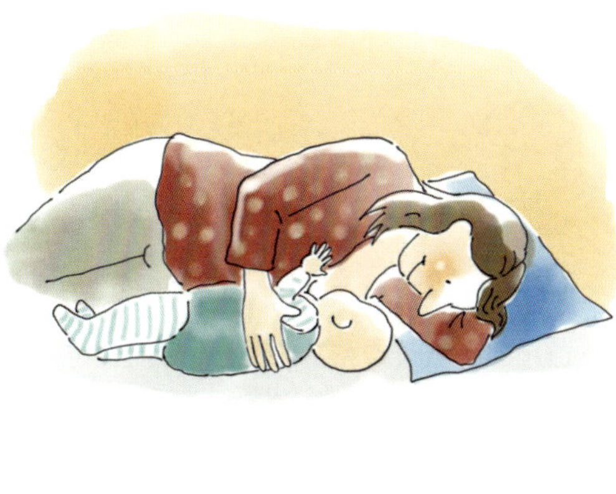

Stillen im Liegen: Das Kind wird in der Seitenlage gehalten

Abpumpen – aufbewahren

Ein bisschen Zeit für sich, ein ausführlicher Spaziergang, der Abend bei der Rückbildungsgymnastik oder einfach nur ein Kinobesuch mit der Freundin lässt sich auch trotz Stillen problemlos ermöglichen. Abpumpen geht grundsätzlich überall. Zu Hause, unterwegs oder auch am Arbeitsplatz. Sie benötigen für das Abpumpen eine Milchpumpe, einen bequemen Stuhl, etwas zu trinken und Zugang zu fließendem Wasser, um Ihre Hände und das Pumpset waschen zu können. Ist Ihr Kind nicht in der Nähe, hilft ein Foto Ihres Kindes, um den Milchfluss anzuregen. Es ist sinnvoll, 2 Wochen vor dem ersten Ausgehen mit dem Abpumpen zu beginnen, um Routine zu entwickeln, Ihrem Kind Zeit zu geben, sich mit der Flasche vertraut zu machen und um einen Milchvorrat anzulegen. Beim ersten Ausgehen sollten Sie genügend Milch im Vorrat haben. Ein guter Zeitpunkt für das Abpumpen ist etwa eine Stunde nach einer Stillmahlzeit. So verbleibt Ihrem Körper noch genügend Zeit, die erforderliche Milchmenge bis zur nächsten Stillmahlzeit bilden zu können. Sobald Sie einen ersten Milchvorrat angelegt haben, können Sie eine Stillmahlzeit durch eine Mahlzeit mit abgepumpter Milch ersetzen, müssen dann aber stattdessen abpumpen. Sie benötigen für eine Mahlzeit etwa 100–200 ml Muttermilch. Hat Ihr Kind noch acht bis zehn Mahlzeiten am Tag, dann sind es eher 100 ml pro Mahlzeit, trinkt Ihr Kind fünf- bis sechsmal am Tag, sind es eher 200 ml pro Mahlzeit.

Sie können die Milch in speziellen Behältern bei 4–6 °C im Kühlschrank bis zu 72 Stunden, bei minus 20 °C tiefgekühlt bis zu 6 Monaten aufbewahren. Eingefrorene Milch tauen Sie schonend im Kühlschrank auf und erwärmen Sie dann auf 37 °C im Flaschenwärmer oder im Wasserbad. Muttermilch sollte niemals aufgekocht oder in der Mikrowelle erwärmt werden. Reste werden immer verworfen. Aufgetaute Milch, die nicht sofort benötigt wird, kann im Kühlschrank bis zu 10 Stunden gelagert werden.

Stillen und Berufstätigkeit

Regelungen des Mutterschutzgesetzes für stillende Frauen (Auszug)
§ 7 Abs. 1: „Stillenden Müttern ist auf ihr Verlangen die zum Stillen erforderliche Zeit, mindestens aber zwei Mal täglich eine halbe Stunde oder einmal täglich eine Stunde frei zu geben. [...]"
§ 7 Abs. 2: „Durch die Gewährung der Stillzeit darf ein Verdienstausfall nicht eintreten. [...]"
§7 Abs. 3: „Die Aufsichtsbehörde kann in Einzelfällen nähere Bestimmungen über Zahl, Lage und Dauer der Stillzeiten treffen; sie kann die Einrichtung von Stillräumen vorschreiben."

Supplemente

Ausschließlich gestillte Kinder vegan lebender Frauen sollten von Anfang an nicht nur Vitamin D, sondern auch Vitamin B_{12} über Supplemente bekommen (z. B. in Form von Tropfen), um die Versorgung mit diesen Vitaminen sicher zu stellen.

Wie lange stillen?

Ihr Kind sollte 4 Monate ausschließlich Muttermilch bekommen. Ab dem 5. Monat können Sie mit der Beikost beginnen, müssen dies aber noch nicht. Bis zum 1. Geburtstag sind dann noch zwei Muttermilchmahlzeiten empfehlenswert und auch erforderlich. In der veganen Kinderernährung bietet Muttermilch weit über das 1. Lebensjahr hinaus sehr viele Vorteile – entscheiden Sie und Ihr Kind.

Alternativen

Muttermilch ist in der veganen Säuglingsernährung alternativlos. Es gibt auf dem Markt einige Säuglingsmilchnahrungen auf Sojabasis, diese werden aber erst für die Beikost zur Zubereitung des Milchbreis empfohlen und nicht als ausschließliche Milchnahrung in den ersten 4–6 Monaten. In Frankreich finden Sie auch Säuglingsmilchnahrung auf Mandel- oder Reisbasis, die ab dem 1. Lebenstag eingesetzt werden kann.

FAQs

Muss ich bei Stillproblemen abstillen?

Bei Stillproblemen sollte das Abstillen in der veganen Säuglingsernährung keine Wahl sein. Hier ist es wichtig, genau zu schauen, woran es liegt, dass die Stillsituation als problematisch empfunden wird. Bei Problemen im Stillmanagement, subjektiv empfundenem Mangel an Milch, Unruhe beim Kind während des Stillens oder beim Einschlafen bitten Sie eine Stillberaterin bzw. Ihre Hebamme um Hilfe. Bei Fragen zur eigenen Ernährung in der Stillzeit hilft Ihnen eine Ernährungsberaterin weiter, die speziell in veganer Vollwert-Ernährung ausgebildet ist. Wenn Sie Medikamente einnehmen müssen oder bei Ihnen eine größere Zahnbehandlung ansteht, informieren Sie sich am besten beim öffentlich geförderten Beratungszentrum für Embryonaltoxikologie der Charité-Universitätsmedizin Berlin (www.embryotox.de). Bei familiärem Druck suchen Sie das offene Gespräch – eventuell mit professioneller Hilfe, beispielsweise bei systemischen Familienberatern. Diese finden Sie sowohl niedergelassen als auch bei öffentlichen Institutionen – dort unter Umständen kostenfrei.

Was kann ich tun, damit mein Kind keine Blähungen bekommt?

Blähungen beim Säugling entstehen, wenn das Kind beim Trinken zu viel Luft schluckt und diese in den Darm kommt. Zudem reagiert der Darm auf Stress, Unruhe und Reizüberflutung mit Irritationen. Achten Sie darauf, dass Ihr Kind nach jeder Mahlzeit, besser aber noch während einer Mahlzeit, ein „Bäuerchen" macht. Manchmal hilft auch eine aufrechte Trinkposition (setzen Sie Ihr Kind auf einen Oberschenkel und stützen mit Ihrem Arm den Rücken), damit nicht so viel Luft geschluckt wird. Halten Sie Ruhetage ein, ohne Hektik, Termine oder Veränderungen. Der Bauch eines Säuglings darf zum Abend rund und dick werden. Wird er eingeengt, zum Beispiel durch zu langes Sitzen im Autositz oder ein zu enges Bündchen an der Hose oder Windel, setzt sich die Luft fest und verursacht Schmerzen. Es gibt keinen Zusammenhang zwischen dem Konsum von blähenden Speisen, die die Mutter gegessen hat, und Verdauungsproblemen beim Kind. Auch Flaschenkinder haben Blähungen! Allerdings gilt: Die Ursache für ein unspezifisches Unwohlsein des Säuglings ist häufig projiziertes Missempfinden der Mutter – z. B. verursacht durch den Verzehr von Rosenkohl – die Mutter hat Blähungen, das Kind ist unruhig, was liegt näher, als diese Unruhe auf den mütterlichen Rosenkohlverzehr zurückzuführen, obwohl dieser ursächliche Zusammenhang nicht existiert. Essen Sie daher alles, was Sie selbst gut vertragen und was Sie gut versorgt.

Was kann ich tun, wenn mein Kind Blähungen hat?

Massieren Sie den Bauch Ihres Kindes bei jedem Wickeln im Uhrzeigersinn mit leicht erwärmtem Kümmel- oder Fenchelöl. Legen Sie Ihr Kind so oft wie möglich auf den Bauch oder auf die linke Seite, so kann die Luft besser entweichen. Verschließen Sie die Windel sehr locker und ziehen Sie Ihrem Kind nur Strampler oder Latzhosen an. Tragen Sie Ihr Kind so oft wie möglich mit rechtwinklig gespreizten Beinen im Tragetuch und gehen Sie mit ihm an der frischen Luft spazieren.

Muttermilch über private Online-Portale – wie sicher ist das?

Vom privaten Kauf von Muttermilch über das Internet ist aus hygienischen und gesundheitlichen Gründen dringend abzuraten, da diese Muttermilch in der Regel nicht untersucht wird. Der Umgang mit Muttermilch – abpumpen/ausdrücken mit der Hand, Milchsammeln, kühlen, aufbewahren und transportieren – birgt viele Fehlerquellen. Zudem kann nicht ausgeschlossen werden, dass Nikotin, Alkohol oder Wirkstoffe aus Medikamenten in die Muttermilch übergegangen sind. Anders ist die Situation bei offiziellen Milchsammelstellen, bei der die Muttermilch gesammelt, aufbereitet, überprüft und verteilt wird (EMBA – European Milk Bank Association). Unter www.europeanmilkbanking.com finden Sie die Adressen der entsprechenden Sammelstellen in Deutschland, Österreich und der Schweiz.

7 Beikost vegan

Was heißt eigentlich Beikost?

Beikost ist der ganz langsame Übergang von flüssiger Milchnahrung über eine halbfeste mus- bzw. breiartige, manchmal auch stückige Nahrung hin zum Essen am Familientisch. Gleichzeitig bedeutet Beikost, dass sich der Wassergehalt der Nahrung zugunsten mehr komplexer Kohlenhydrate und Ballaststoffen verringert. Mit Einführung der Beikost verändert sich nicht nur das Angebot, sondern auch die Art und Weise der Nahrungsaufnahme. Vom lustvollen, instinktiven Saugen hin zum bewussten Essen über den Löffel bzw. selbständigen Essen mit der Hand. Das ist für alle Kinder, aber auch für die Eltern, zunächst eine sehr große Veränderung. Und da, wo Veränderung ansteht, treten auch immer einmal wieder Unsicherheiten auf. Auch diese betreffen nicht nur das Kind, sondern auch Sie als Eltern – vor allen Dingen, wenn Sie Ihr Kind vegan ernähren möchten.

Hier haben Sie sicherlich ein oder zwei Hürden mehr zu nehmen als andere Eltern. Denn in der veganen Beikost ist es besonders wichtig, dass Ihr Kind auch wirklich das isst, was Sie mit Liebe und Bedacht zubereitet haben, damit es alle lebensnotwendigen Nährstoffe, die es für eine gute Entwicklung benötigt, auch bekommt. Das zeigt die Bedeutung einer langsamen und liebevollen Einführung der Beikost, individuell, kindgerecht und ohne Druck. Ein mit Mischkost ernährtes Kind kann es sich eher leisten, das Getreide, die Hülsenfrüchte oder das Gemüse einmal nicht zu essen, da über Milch, Fleisch und Fisch – Lebensmittel, die oft gerne gegessen werden – Nährstoffe in sehr konzentrierter Form zugeführt werden.

Beikost = Ergänzung

Zu Beginn ergänzt die Beikost die Muttermilch, ersetzt sie aber noch lange nicht. Satt wird Ihr Kind immer noch hauptsächlich über die Milch, erst später durch die dazu gekommenen Muse/ Breie. Es handelt sich um „Bei"-kost und nicht um „Anstatt"-Kost, die Gewöhnung an feste Nahrung und ein langsames Ablösen der Milch. Dieser Gewöhnungsprozess sollte von Ihrem Kind gesteuert werden und unabhängig sein von starren Alters-, Tageszeit- und Mengenvorgaben.

Beikost bedeutet: anbieten, freudig und gespannt anschauen, was passiert. Mit der Zeit der Beikost beginnt eine neue Dimension der Eltern-Kind-Beziehung: gegenseitiges Kennenlernen, bei dem Vorlieben und Gewohnheiten für bestimmte Lebensmittel, deren Geruch, Geschmack, Farbe und Konsistenz ausprobiert und gelernt werden.

Gemeinsames Tun

Am Anfang der Beikost steht das Zusammenspiel zwischen Ihnen und Ihrem Kind, das aufeinander Reagieren im Vordergrund. Es sind nicht nur die Eltern, die auf ihr Kind reagieren, sondern ganz besonders die Kinder, die auf ihre Eltern reagieren, um zu lernen, wie sie am besten in diesem Kontext agieren sollen. Freudig gestimmte und entspannte Eltern, die ganz ohne „Leistungsdruck" an die Beikost herangehen, motivieren ihr Kind am besten, mitzumachen, was die Eltern wiederum positiv stimmt.

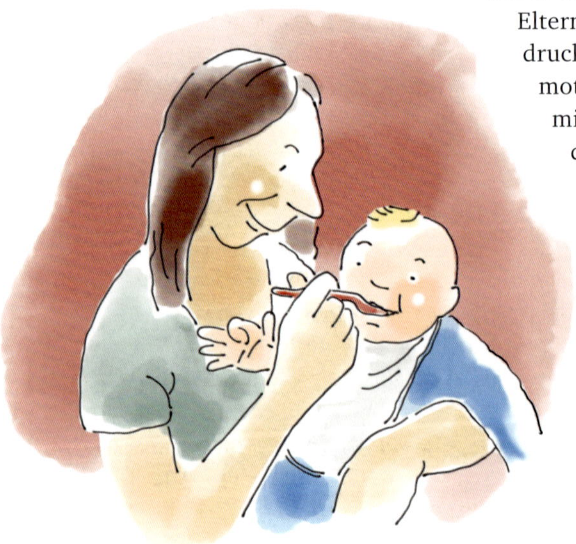

Diese positive Grundeinstellung ermöglicht es auch, dass an Tagen, an denen das Kind, aus welchen Gründen auch immer, nicht so freudig mitmacht, auf beiden Seiten kein Stress aufkommt und so auch keine negativen Gefühle in Bezug auf das Essen zurückbleiben. Dann wird das „Nichtessen" des Kindes nicht als Rückschritt, weder bei den Eltern noch bei dem Kind, verbucht und die Chance, die nächste Mahlzeit unvoreingenommen und freudig zu beginnen, ist gegeben. Sehen Sie das Essen als eine Art Spiel an – es ist die Art und Weise, wie Kinder lernen und jedes Mal, auch beim gleichen Spiel, lernen sie etwas anderes und setzen einen anderen Schwerpunkt.

Beginn der Beikost

Allgemeine Empfehlung

Das Forschungsinstitut für Kinderernährung (FKE), die Deutsche Gesellschaft für Ernährung (DGE) sowie das Netzwerk „Gesund ins Leben" empfehlen die Beikosteinführung frühestens mit Beginn des 5. Lebensmonats und spätestens mit Beginn des 7. Lebensmonats. Anschließend sollte bis zum ersten Geburtstag und auch darüber hinaus begleitend gestillt werden; laut Weltgesundheitsorganisation (WHO) bis zum zweiten Geburtstag, so lange jedoch, wie Mutter und Kind es wünschen.

Diese allgemeinen Empfehlungen beziehen sich allein auf das Alter und die damit verbundene mögliche Darmreife des Kindes. Sie berücksichtigen aber weder den physischen Entwicklungsstand des Kindes, noch das psychische Wohlbefinden oder die Bereitschaft der Eltern in Bezug auf den Beikostbeginn ihres Kindes.

Individueller Beikostbeginn

Finden Sie als Familie gemeinsam mit Ihrem Kind den richtigen Zeitpunkt für den Beginn der Beikost. Sie können durchaus später anfangen, aber auf gar keinen Fall früher als vor dem Beginn des 5. Lebensmonats. Es sollte sich für Sie gut anfühlen.

Zwei Voraussetzungen sind allerdings wichtig für den Start in die Beikost. Erstens muss Ihr Kind seinen Kopf gut halten können und zweitens kann es sich schon vom Rücken auf den Bauch drehen. Beides sind Hinweise darauf, dass die Motorik für das Abschlucken von fester Kost gut ausgebildet ist.

Im Folgenden finden Sie einige wesentliche Hinweise, die Ihnen helfen, den richtigen Zeitpunkt gemeinsam zu finden. Hier liegt das Augenmerkt weniger auf den physiologischen Reifezeichen des Kindes, sondern mehr auf dem individuellen Entwicklungsstand sowie Ihrer Bereitschaft als Eltern, sich allmählich von der Säuglingszeit zu verabschieden:

- Beikosteinführung heißt auch ein Stück weit loslassen, also: Wann sind Sie dazu bereit?
- Eine Ernährungsumstellung braucht Zeit und Ruhe, außerdem Gelassenheit und Geduld.
- Das Kind sollte fit und gesund sein, vor allem ohne Erkältung oder Magen-Darm-Erkrankung: Dann ist seine Bereitschaft deutlich größer, sich auf ein neues „Experiment“ einzulassen.
- Der Kopf sollte frei und nicht mit einem anderen Entwicklungsschritt beschäftigt sein (z. B. Krabbeln lernen, Einführung von Kita/Tagesmutter usw.).

So beginnt jedes Kind zu einem anderen Zeitpunkt, unabhängig davon, was Institutionen, Ärzte, Hebammen, Ernährungsberater oder andere Familienmitglieder sagen. Sie als Eltern bestimmen den Beikostbeginn. Wenn Sie den für die Familie optimalen Zeitpunkt gefunden haben, legen Sie los! Stellen Sie sich aber auch bitte darauf ein, dass Sie diesen gerade empfundenen optimalen Zeitpunkt möglicherweise nach einigen Tagen wieder revidieren müssen, um sich auf die Suche nach einem neuen Termin zu begeben. Das schadet nicht und hilft Ihnen nur, Ihr Kind besser kennen zu lernen. Worauf es ankommt, ist, dass Sie als Familie dabei Freude haben. Der Beikoststart sollte mit guten Gefühlen von allen Seiten begleitet werden.

Jetzt geht es los

Der Tag X

Nun haben Sie sich einen Tag ausgesucht, an dem Sie loslegen möchten. Bieten Sie die ersten Löffel Gemüsemus genau zwischen zwei Milchmahlzeiten an. Wenn Ihr Kind sehr hungrig ist und Sie sitzen vor ihm mit einem Löffel voller Gemüsemus, wird es über dieses schöne Spielzeug sicherlich sehr erfreut sein, aber sein Hunger wird verhindern, dass es sich auf dieses Spiel einlässt. Ihr Kind weiß ja zu diesem Zeitpunkt nicht, dass es über feste Nahrung satt wird. Das Gefühl des Sattwerdens verbindet Ihr Kind ausschließlich mit der Brust, also mit Muttermilch. Geben Sie

Ihrem Kind nun bei der Einführung der ersten Gemüsemahlzeit die Chance, diese Verknüpfung ganz langsam neu zu lernen. Dieses Lernen dauert, je nachdem, wie sehr Ihr Kind das Saugen noch liebt, länger oder kürzer.

Jedes Kind is(s)t anders

Es gibt einige wenige Kinder, die bereits nach einer Woche eine komplette Gemüsemahlzeit essen. Die meisten Kinder benötigen dafür 4–5 Wochen, nicht selten dauert es auch 8–10 Wochen. Krankheiten, Impfungen, die Eingewöhnungszeit in die Kita oder andere Entwicklungsschritte können Auslöser für notwendige Pausen sein.

Wie läuft es konkret?

Beispiel: Bisherige Milchmahlzeiten: 6 Uhr, 10 Uhr, 13 Uhr.
Beginnen Sie in diesem Fall (am folgenden Tag können die Zeiten ja auch schon anders sein) mit den ersten Löffelchen um 11:30 Uhr, also genau zwischen zwei Milchmahlzeiten, wenn Sie die 13 Uhr-Mittagsmahlzeit ersetzen möchten. So lange Ihr Kind weniger als sechs bis sieben Löffelchen Gemüsemus isst, stillen Sie weiterhin um 13 Uhr. Klappt es mit dem Gemüse immer besser, dann bieten Sie um 12 Uhr das Gemüse an und Sie werden schnell merken, dass Ihr Kind dann erst gegen 13:30 Uhr nach der Milch verlangt. So tasten Sie sich langsam an eine volle Gemüse-Mittagsmahlzeit heran.

Mahlzeit ersetzt?

Eine Milchmahlzeit ist dann ersetzt, wenn Ihr Kind 2 ½ Stunden vor und nach der Gemüsemahlzeit keine Milch mehr benötigt und eine Mindestmenge von 120 g gegessen hat.

Die nächste Mahlzeit, beispielsweise am Vor- oder Nachmittag, mit Obst führen Sie frühestens einen Monat danach ein.

Auf Augenhöhe essen

Bislang hat Ihr Kind das Essen immer mit intensivem Körperkontakt verbunden und genossen, denn beim Stillen wird ja über die Muttermilch nicht nur der physiologische Hunger gestillt, sondern auch der emotionale durch Kommunikation und Körperkontakt. Sie erleichtern Ihrem Kind den Übergang zur festen Kost, wenn

Sie es auf Ihrem Schoß mit an den Tisch setzen. Idealerweise essen Sie gemeinsam von einem Teller, auf dem nicht nur das Essen für Ihr Kind ist, sondern auch Ihr eigenes. Verwenden Sie für die Beikost einen sehr flachen, weichen und flexiblen Löffel – dieser ähnelt vom Mundgefühl sehr der Brust. Geben Sie reichlich Gemüsemus auf den Löffel und tippen Sie damit vorsichtig an die Oberlippe Ihres Kindes. Wenn der Mund nicht sowieso schon weit geöffnet ist, dann öffnet Ihr Kind den Mund und Sie legen den Löffel vorsichtig auf die Zunge Ihres Kindes. Dann schließt Ihr Kind den Mund und drückt mit der Zunge die flexible Laffe des Löffels gegen den Gaumen, sodass der Schluckreflex ausgelöst und das Gemüse abgeschluckt wird.

Ist das Gemüse abgeschluckt und der Mund wieder leer, öffnet Ihr Kind seinen Mund sofort wieder und verlangt nach der nächsten Füllung – wie beim Saugen an der Brust. Aus Sicht der Esskultur mag es nach „Schlingen" aussehen, aber das Gemüse muss ja nicht gekaut werden und die Reflexe des Säuglings erfordern eine hohe „Taktzahl". Anfänglich kann es passieren, dass je nach Ausprägung des Zungenstreckreflexes- und Zungenstoßreflexes das Gemüsemus als Fremdkörper sofort wieder aus dem Mund gestoßen wird, indem sich die Zunge nach außen hin rollt und streckt. Hier brauchen Sie ein wenig Geduld. Übung macht den Meister!

Anbieten/Selberessen/Selbertrinken

Wenn Ihr Kind das Löffeln gut gelernt hat, dann halten Sie den Löffel etwa 10–15 cm vor seinem Mund und warten ab, bis es das Essen selbst vom Löffel abholt. Die nächste Stufe hin zum Selberessen wäre dann, dass Sie Ihrem Kind den gefüllten Löffel anbieten oder auf den Tellerrand legen, um zum Selbernehmen und -führen zu animieren.

Von Anfang an können Sie Ihrem Kind das Trinken aus dem Glas beibringen. Dazu nehmen Sie ein sehr kleines, nach oben weiter werdendes, dickwandiges Glas mit einem abgerundeten Rand. Dieses Glas füllen Sie bis zum Rand mit Wasser und halten es an die Oberlippe Ihres Kindes. Wenn diese dann nass ist, öffnet sich der Mund automatisch und Ihr Kind wird wie ein kleiner Hund zunächst mit der Zunge das Wasser aus dem Glas schlabbern. Rechts und links wird das Wasser zwar aus dem Mund herauslaufen, aber der Lernprozess dauert hier nicht lange. Bereits nach zehn Tagen wird Ihr Kind problemlos aus dem Glas trinken und es dann auch bald selbst halten wollen.

Was gibt es nun zu essen? – Die drei Breie

Lassen Sie sich mit der Umstellung von Muttermilch auf feste Nahrung Zeit. Bis zum ersten Geburtstag führen Sie drei bis dreieinhalb Mahlzeiten ein, die restlichen Mahlzeiten sollten noch Muttermilch-Mahlzeiten sein.

Die erste Mahlzeit

Fangen Sie mit der Mittagsmahlzeit an. Diese besteht aus Gemüse, Kartoffel, Getreide/Hülsenfrüchten und Öl. Es ist die einzige Mahlzeit, die sich in drei Schritten aufbaut, analog zu den Reifungs-, Lern- und Entwicklungsebenen. Beginnen Sie mit etwas Gemüsemus und Öl. Wenn Ihr Kind davon etwa zehn Löffel problemlos isst, das Löffeln kennengelernt hat, sich darauf konzentrieren kann, an den Geschmack gewöhnt hat und der Darm mit der Verarbeitung der neuen Nahrung gut zurecht kommt, können Sie die Kartoffel hinzufügen. Mit Getreide oder Hülsenfrüchten ergänzen Sie dann den Brei, wenn das Löffeln zur Gewohnheit geworden ist und Ihr Kind damit die Erfahrung gemacht hat, dass Löffelkost sättigt. Nun können Sie auch das Gemüse variieren, die Kartoffeln durch Süßkartoffeln ersetzen und anstelle der Haferflocken auch einmal Hirseflocken oder Linsen verwenden.

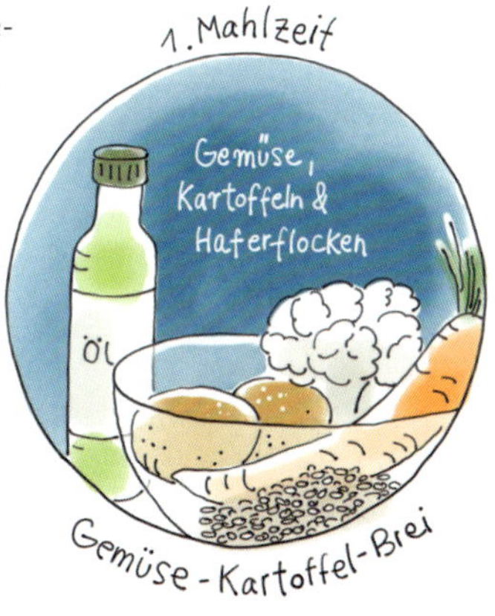

Die zweite Mahlzeit

Am Vormittag oder am Nachmittag bieten Sie dann einen Obst-Getreide-Brei mit Öl oder Mandelmus an. Dieser Brei ist nicht so sättigend wie der Gemüsebrei und dient so als Zwischenmahlzeit. Da Ihr Kind nun schon alle Voraussetzungen zur Beikost erfüllt, können Sie diese Mahlzeit von heute auf morgen umstellen.

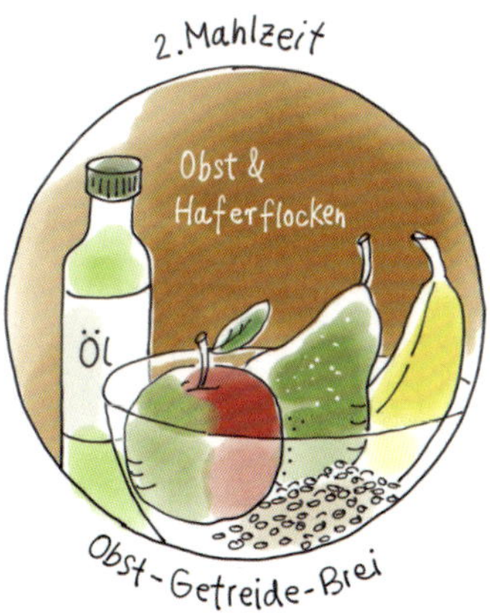

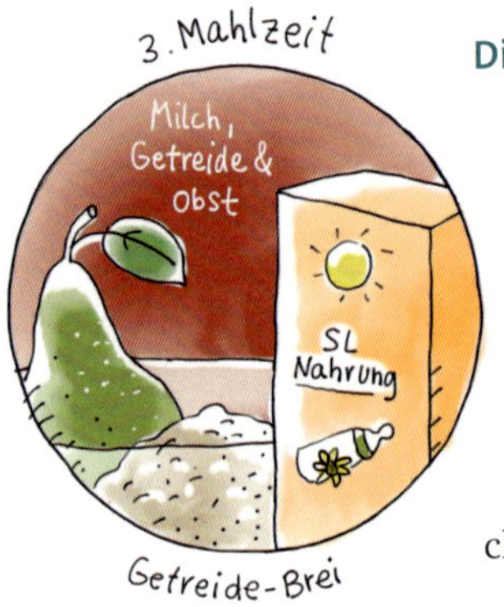

Die dritte Mahlzeit

Die dritte Mahlzeit ist dann ein Getreide-Brei, den Sie am Abend oder am Morgen anbieten. Hierfür verwenden Sie eine sojabasierte Säuglingsmilchnahrung (SL-Nahrung) mit Dinkelgrieß. Alternativ einen mit Kalzium angereicherten Haferdrink, Dinkelgrieß und etwas Mandelmus. Diese Alternative ersetzt allerdings nicht zu 100 % eine Muttermilch-Mahlzeit und kann nur dann angeboten werden, wenn noch drei ausreichend große Muttermilch-Mahlzeiten gegeben werden.

Kritische Nährstoffe in der veganen Beikost

Tierische Lebensmittel, wie Fleisch, Fisch und Milch bieten eine Vielzahl von Nährstoffen, die für das gute Gedeihen eines Säuglings bedeutsam sind. Entfallen sie, muss sehr genau geschaut werden, wie die Zufuhr dieser Nährstoffe mit pflanzlichen Lebensmitteln gedeckt werden kann, sodass einer guten Entwicklung Ihres Kindes nichts im Wege steht. Dafür reicht es nicht aus, in der Nährwerttabelle nachzusehen, wie viel Eisen beispielsweise in Getreide enthalten ist und wie viel davon gegessen werden sollte. Besonders bei veganer Ernährung muss berücksichtigt werden, dass manche Nährstoffe aus pflanzlichen Lebensmitteln schlechter verfügbar sind als aus tierischen. Sie können jedoch in bestimmter Kombination mit anderen pflanzlichen Nährstoffen besser aufgenommen werden oder es ist eine bestimmte Küchentechnik erforderlich, um die Verfügbarkeit dieser Nährstoffe zu optimieren.

Die tierischen Lebensmittel, die in der üblichen Beikost verwendet werden, stehen für viele unterschiedliche Nährstoffe. Fleisch liefert Protein (Eiweiß), gut verfügbares Eisen und Vitamin B_{12}, (Meeres)Fisch steht vor allem für Omega-3-Fettsäuren (DHA), Protein, Jod und Vitamin D, und Milch liefert Protein, Kalzium, Jod, Zink und eine kleine Menge Vitamin D.

Bei veganer Beikost muss daher besonders auf die kritischen Nährstoffe Protein, Omega-3-Fettsäuren, Vitamin B_{12}, Vitamin D, Kalzium, Eisen, Jod und Zink geachtet werden (Tab. 7.1).

Leider gibt es bisher nur sehr wenige Studien mit vegetarisch und fast keine mit vegan ernährten Säuglingen und Kleinkindern.[1]

Praktisches Protein

Pflanzliches Protein hat teilweise eine geringere biologische Wertigkeit als tierisches Protein (siehe Infobox Kap. 4, S. 57). Kombiniert man aber in einer Mahlzeit oder auch über den Tag verteilt in mehreren Mahlzeiten pflanzliche Proteine – beispielsweise aus Getreide, Hülsenfrüchten, Nüssen und Kartoffeln –, ist die biologische Wertigkeit teilweise genauso hoch oder sogar höher als bei tierischem Protein. So sind der Hafer oder die Linsen im Gemüse-Kartoffelmus nicht nur für die Eisenversorgung wichtig, sondern sorgen in Kombination mit den Kartoffeln für eine hochwertige Proteinversorgung.

Feine Fettsäuren

Mit der essentiellen Omega-3-Fettsäure α-Linolensäure wird der Beikostsäugling über Muttermilch und den in den Breien verwendeten Ölen (Raps- oder Leinöl) ausreichend versorgt. Eine bestimmte Omega-3-Fettsäure, die Docosahexaensäure (DHA), kommt allerdings vorwiegend im Fisch vor und wird nur in geringem Maße im menschlichen Stoffwechsel aus der α-Linolensäure gebildet. DHA ist besonders wichtig für die Entwicklung von Gehirn und Netzhaut. Neben Fisch sind auch bestimmte Mikroalgenöle reich an DHA. Daher ist es empfehlenswert, in der veganen Beikost ein Leinöl zu verwenden, das mit DHA aus Mikroalgenöl angereichert ist. Auch die Muttermilch ist eine gute Quelle für DHA, sofern die stillende Frau selbst gut damit versorgt ist.

Vitamin B_{12} und Vitamin D

Beide Vitamine müssen auch während der Beikostzeit, also im 2. Lebenshalbjahr, unbedingt in Form von Nahrungsergänzungsmitteln supplementiert werden, hier gibt es keine pflanzlichen Lebensmittel als Alternative! Ein Teil der Vitamin-D-Versorgung kann über die Eigensynthese des Kindes in der Haut abgedeckt werden. Allerdings ist dafür eine ausreichende Sonneneinstrahlung mit teilweise unbedecktem Körper erforderlich. In den Monaten Oktober bis März kommt die Vitamin-D-Eigensynthese in unseren Breiten weitgehend zum Erliegen.

Kraftvolles Kalzium

Kalzium wird, anders als oft behauptet, aus Kuhmilch sehr gut aufgenommen (Bioverfügbarkeit etwa 30 %)[2]. Gute pflanzliche Kalziumquellen sind Mandeln, Kichererbsen und Fenchel. Zusätzlich gibt es noch drei sehr kompetente Kalziumquellen für Ihr Kind: Muttermilch, mit Kalzium angereicherte Pflanzendrinks und Mineralwasser mit einem Kalziumgehalt von mindestens 400 mg pro Liter. Die Kalziumaufnahme aus pflanzlichen Lebensmitteln wird durch Phytinsäure (Getreide, Nüsse, Hülsenfrüchte) und Oxalsäure (Mangold, Spinat, Rhabarber) gehemmt. Daher gilt auch hier: einweichen und/oder garen.

Effektives Eisen

Vom verzehrten Eisen aus tierischen Lebensmitteln werden etwa 10–20 % aufgenommen, vom Eisen aus pflanzlichen Quellen nur etwa 1–5 %.[3] Die Eisenaufnahme wird gefördert durch Vitamin C und andere organische Säuren und gehemmt durch Phytinsäure (siehe Infobox), Oxalsäure, Kalzium und Ballaststoffe.

Phytinsäure

Phytinsäure ist in pflanzlichen Samen wie Getreide, Hülsenfrüchte und Nüsse enthalten. Diese Substanz bindet Eisen, sodass es für den menschlichen Organismus nur eingeschränkt oder nicht mehr resorbierbar ist (abhängig vom Phytinsäuregehalt der Lebensmittel). Phytinsäure kann aber durch das Enzym Phytase abgebaut werden, sodass Eisen dann wieder besser verfügbar ist. Die Phytase wird in ihrer Aktivität angeregt durch Flüssigkeit. Es ist daher empfehlenswert, Getreide, Hülsenfrüchte, Nüsse und Ölsamen einzuweichen. Auch das Keimen dieser Lebensmittel verringert den Phytinsäuregehalt, ebenso das Garen.

Um die Eisenresorption aus pflanzlichen Lebensmitteln zu optimieren, sollten diese eingeweicht, wenn möglich gegart und zusätzlich fein püriert werden. Besonders eisenreich und für die vegane Beikost gut einsetzbar sind folgende pflanzliche Lebensmittel:

- Amaranth,
- Hirse und Hafer sowie
- kleine Mengen Roggen, Linsen, Kichererbsen,
- Fenchel und
- Mandelmus.

Im folgenden Rezeptteil werden Sie nicht nur in den Beikost-Rezepten, sondern auch in den Rezepten für die Schwangerschaft und Stillzeit erkennen, dass immer wieder drei Aspekte besonders berücksichtigt werden:
- eisenreiche Grundzutaten
- einweichen und eventuell auch Garen
- Vitamin-C-haltige Zugaben.

Eisen in der Muttermilch

Während der Schwangerschaft speichert der Fötus Eisen in der Leber, um eine gute Versorgung nach der Geburt sicherzustellen. Dieser Eisenvorrat reicht für etwa 6 Monate aus, sodass Ihr Kind während dieser Zeit normalerweise ausreichend mit Eisen versorgt ist. Muttermilch enthält relativ wenig Eisen, allerdings mit einer sehr hohen Bioverfügbarkeit. Umstritten ist, ob das Kind ausschließlich über die Muttermilch ausreichend mit Eisen versorgt werden kann. Das Forschungsinstitut für Kinderernährung (FKE) sowie das Netzwerk „Gesund ins Leben“ empfehlen daher spätestens ab dem 7. Lebensmonat Nahrungseisen (in Form von Fleisch) zuzuführen, um die Versorgung zu sichern.[4]

Junges Jod

Jod ist nicht nur ein kritischer Nährstoff bei veganer Ernährung, sondern auch bei Mischkost. So haben etwa 30 % der Erwachsenen und Kinder in Deutschland eine Jodzufuhr, die unterhalb des geschätzten mittleren Bedarfs liegt. Bei deutschen Schulkindern stammen nur etwa 3 % der Jodversorgung aus Fisch, hingegen rund 38 % aus Milch und Milchprodukten und über 48 % aus jodiertem Speisesalz.[5] Inwieweit Ihr Kind im zweiten Lebenshalbjahr über die Muttermilch ausreichend mit Jod versorgt ist, ist abhängig von Ihrer eigenen Jodversorgung. Das ist der Grund, weshalb auch in der Stillzeit eine Jodsupplementierung für alle empfohlen wird. Wenn Milch, Fisch und andere tierische Lebensmittel wegfallen, dann bleiben für die Versorgung mit Jod jodiertes Speisesalz und Meeresalgen. Da die Beikost ungesalzen zubereitet wird, sind relevante Jodquellen vor allem die Nori-Alge (1 g Nori-Alge entspricht etwa 1 gehäuften Teelöffel Nori-Flocken, enthält etwa 150 µg Jod) sowie die Muttermilch (also denken Sie auch an Ihre eigene Versorgung). Wenn Sie den Getreide-Brei mit sojabasierter Säuglingsmilchnahrung zubereiten, hat Ihr Kind eine Jodquelle mehr.

Zauberhaftes Zink

Besonders gute pflanzliche Zinklieferanten sind Vollkornprodukte, denn Zink befindet sich in den Randschichten des Getreidekorns, sowie Hülsenfrüchte. Aber auch hier ist es so, dass die Phytinsäure (siehe Infobox Phytinsäure, S. 104) und Ballaststoffe die Zinkaufnahme behindern. Gefördert wird die Zinkaufnahme durch organische Säuren (z. B. Zitronensäure), die sich in Obst und Gemüse befinden. Auch hier empfehlen sich Küchentechniken, die die Zinkverfügbarkeit vor allem über den Abbau der Phytinsäure verbessern, z. B. Einweichen und Garen von zinkreichen Lebensmitteln wie Hafer, Amaranth, Linsen und Cashewkernen.

Bei einer vollwertigen Ernährung der Mutter in der Stillzeit und ausreichenden Muttermilchmahlzeiten wird das Kind mit allen Nährstoffen bestens versorgt.

Tab. 7.1: Kritische Nährstoffe auf einen Blick

Nährstoff	Lebensmittel in der veganen Beikost (Auswahl)	Küchentechnik
Protein (Eiweiß)	Getreide, Kartoffeln, Linsen, Mandeln	mindestens zwei Lebensmittel kombinieren
Omega-3-Fettsäuren (v. a. DHA)	Leinöl, DHA-angereichertes Öl	Anreicherung, ausschließlich kalt verwenden
Vitamin B_{12}	– Supplementierung erforderlich	–
Vitamin D	– Supplementierung erforderlich	–
Eisen	Hafer, Hirse, Roggen, Linsen	Einweichen, Garen, mit Vitamin C (Obst, Gemüse) kombinieren
Jod	Nori-Alge	–
Zink	Hafer, Amaranth, Mandeln, Cashewkerne	Einweichen, Garen
Kalzium	Mandelmus, Kichererbsen, Fenchel, kalziumangereicherte Pflanzendrinks, kalziumreiches Mineralwasser	Getreide, Hülsenfrüchte, Nüsse einweichen und/oder garen

Die Lebensmittel in der Beikost

Gemüse

Gut geeignet

im Frühjahr: Pastinaken, Kohlrabi, Spinat, Möhren evtl. aus Lagerbeständen, (Maiwirsing, Spitzkohl)
im Sommer: Möhren, Blumenkohl, Brokkoli, Zucchini, Fenchel, Aubergine, Spitzkohl, Wirsing
im Herbst: Hokkaido-Kürbis, Möhren, Kohlrabi, Blumenkohl, Brokkoli, Fenchel, Rote Bete, Steckrübe, Spitzkohl, Wirsing
im Winter: Pastinaken, Hokkaido-Kürbis, Möhren, Spinat, Rote Bete, Schmelzkohlrabi, Süßkartoffeln

Einkauf

Achten Sie beim Einkauf von Gemüse auf die Frische. Blätter und Blüten sollten frisch und elastisch sein (z. B. Spinat und Brokkoli). Wurzel- und Stängelgemüse (Möhren, Fenchel) sind fest und knackig, Fruchtgemüse (Auberginen) sollten glänzen. Die Schnittflächen am Strunk sind feucht und hell (Blumenkohl, Brokkoli). Empfehlenswert ist Gemüse aus Bio-Anbau, frisch, saisonal und regional.

Tab. 7.2: Damit frisch Eingekauftes auch frisch zubereitet werden kann

Gemüseart	Aufbewahrung	Temperatur	Haltbarkeit
Möhren, Pastinaken	Kunststoffdose mit Siebeinsatz feucht eingewickelt	Kühlschrank 8 °C Gemüsefach 0 °C	2–3 Wochen
Kohlrabi, Rote Bete, Steckrübe	ohne Grün, lose	Kühlschrank 8 °C Gemüsefach 0 °C	1 Woche 2 Wochen
Blumenkohl, Brokkoli, Fenchel, Zucchini, Wirsing, Spitzkohl	Kunststoffdose mit Siebeinsatz	Kühlschrank 8 °C Gemüsefach 0 °C	2 Tage 5 Tage
Kürbis	lose	Zimmertemperatur	4 Wochen
Auberginen	lose	Zimmertemperatur	5 Tage
Spinat, Mangold	Kunststoffdose mit Siebeinsatz oder TK-Beutel	Kühlschrank 8 °C Gemüsefach 0 °C	1–2 Tage 3–4 Tage
Kartoffeln	Netz oder Papiertüte	kühl, luftig, trocken, dunkel	bis zu mehreren Monaten

Obst

Gut geeignet

im Frühjahr/Sommer: Birnen, Äpfel (evtl. Lagerware), Himbeeren, Erdbeeren, Heidelbeeren, Mirabellen, Aprikosen, Pfirsiche, Nektarinen, Melonen
im Herbst/Winter: Äpfel, Birnen, Pflaumen, Kaki
ganzjährig nicht regional: Bananen, Mango, Papaya, Avocado

Einkauf

Achten Sie auch beim Einkauf von Obst auf Frische, Reife, Bio-Anbau und – wenn möglich – auf Obst aus der Region und der Saison.

Tab. 7.3: Damit frisch Eingekauftes auch frisch zubereitet werden kann

Obstart	Aufbewahrung	Temperatur	Haltbarkeit
Äpfel, Birnen	lose oder im Sack	Zimmertemperatur oder Keller	2–4 Wochen
Beeren	Kunststoffdose mit Siebeinsatz	Kühlschrank 8 °C	1–2 Tage
Bananen, Mango, Khaki, Papaya, Avocado	lose	Zimmertemperatur	2–5 Tage
Nektarinen, Pfirsiche, Aprikosen, Mirabellen	lose	Zimmertemperatur	2–4 Tage

Getreide/Hülsenfrüchte

Gut geeignet

Weizen (auch Einkorn, Emmer und Kamut), Dinkel, Hafer, Gerste und Roggen sind als glutenhaltige Getreidearten, Hirse, Reis, Mais, Amaranth, Quinoa und Buchweizen als glutenfreie Getreide- bzw. Pseudogetreidearten geeignet.

Bei den Hülsenfrüchten sind besonders rote Linsen und Kichererbsen zu empfehlen.

Einkauf

Achten Sie auch beim Einkauf von Getreide und Hülsenfrüchten auf Bio-Anbau. Zur Lagerung siehe Tab. 7.4.

Tab. 7.4: Keine Chance für Mehlwürmer!

Getreide	Aufbewahrung	Temperatur	Haltbarkeit
ganzes Korn	Schraubgläser	trocken, dunkel, Zimmertemperatur	mehrere Monate
Flocken	Schraubgläser	trocken, dunkel, Zimmertemperatur	6–8 Wochen
Flocken, frisch geflockt			sofort verzehren
Grieß, Schrot	Schraubgläser	trocken, dunkel, Zimmertemperatur	4–6 Wochen
Vollkornmehl	Schraubgläser	trocken, dunkel, Zimmertemperatur	8 Wochen
frisch gemahlen		trocken, dunkel, Zimmertemperatur	1 Woche
		eingefroren	mehrere Monate
Instantgetreide	Schraubgläser	trocken, dunkel, Zimmertemperatur	2 Wochen

Instantgetreide

Für die Beikost bieten viele Babykosthersteller unterschiedliche Getreidearten als Instantprodukt an. Es handelt sich hier um reine Getreideprodukte. Hierfür wird das Getreide als ganzes Korn gegart, sodass die Stärke verkleistert, anschließend wird es getrocknet und in feinste Flöckchen geschnitten. Es wird im Handel teilweise mit Vitamin B_1 angereichert angeboten (nicht im Bio-Bereich). Instantgetreide bindet Flüssigkeit ohne Kochen, Sie können diese Flocken also in die kalte Flüssigkeit einrühren.

Milchalternativen

Ob Mandel-, Cashew-, Hafer-, Dinkel-, Reis- oder Getreide-Misch-Drinks – sie sollten mit Zutaten aus Bio-Anbau hergestellt und möglichst mit Kalzium angereichert sein. Einmal angebrochen halten sich die Drinks 4–6 Tage im Kühlschrank frisch.

Sojabasierte Säuglingsmilchnahrung sollte frisch und erst kurz vor dem Verzehr zubereitet werden. Das Pulver, fest mit einem Clip verschlossen, hält sich dunkel und trocken gelagert 2–3 Wochen. Sie erreichen eine längere Haltbarkeit, wenn es z. B. portionsweise eingefroren wird.

Öle

Für die Beikost eignen sich Rapsöl, mildes Leinöl und mit DHA angereichertes Leinöl. Es sollte kaltgepresst, unraffiniert, aus Bio-Anbau und in einer dunklen Flasche abgefüllt sein. Rapsöl hält sich bei Zimmertemperatur mehrere Monate, Leinöl gehört in den Kühlschrank und hält sich nach Anbruch maximal 6 Wochen. Leinöl (auch DHA-angereichert) können Sie hervorragend einfrieren (als ganze Flasche oder portionsweise) und die Haltbarkeit auf bis zu 3 Monate verlängern.

Wasser

Für die Beikost eignen sich kalziumreiches Mineralwasser (über 400 mg Kalzium pro Liter) mit oder ohne Kohlensäure sowie Kräuter- oder Früchtetees. Ihr örtlicher Trinkwasserversorger hält Informationen zu Qualität und Eignung des Wassers für die Beikost bereit.
Wie Sie die Beikost nach und nach einführen, zeigt Tab. 7.5.

Tab. 7.5: Der Plan

	Beikostmahlzeiten	Tageszeitpunkte	Muttermilch
1. Schritt	Gemüsemus Gemüse-Kartoffelmus	zwischen 2 Mahlzeiten	ca. 6 Mahlzeiten
	Gemüse-Kartoffelmus + Getreide/Hülsenfrüchte	mittags	ca. 5 Mahlzeiten
2. Schritt	Obst-Getreide-Brei	vormittags oder nachmittags	ca. 4 Mahlzeiten
3. Schritt	Getreide-Brei	morgens oder abends	ca. 3 Mahlzeiten
4. Schritt	Obst, Brot, „Fäustlinge“ (S. 177)	gelegentlich zwischendurch oder als Ersatz des Obst-Getreide-Breis	ca. 3 Mahlzeiten

FAQs

Unser Kind isst immer nur ein paar Löffelchen und dreht dann den Kopf weg – was können wir tun?

Fest steht: Ihr Kind kann essen und das ist schon einmal begrüßenswert, auch wenn es aus Ihrer Sicht zu wenig isst. Für Ihr Kind ist es wahrscheinlich genau die richtige Menge, um seine Neugierde zu befriedigen und den kleinen Hunger zu stillen. Vermutlich hat Ihr Kind nicht mehr Hunger, da es in der Nacht ausreichend trinkt und diese nächtlichen Mahlzeiten dazu führen, tagsüber mit weniger Energie auskommen zu können. Kinder zwischen dem 5. und 6. Lebensmonat sind häufig tagsüber an der Brust unkonzentriert, da der Haken an der Decke oder der Knopf an Ihrer Bluse interessanter ist als kontinuierlich zu trinken. Das führt dazu, dass Ihr Kind dann nachts öfter nach Milch verlangt, denn nachts ist es dunkel, ruhig und Ihr Prolaktinspiegel ist deutlich höher, sodass die Milch leichter und schneller aus der Brust fließt. Wer nachts gut trinkt, kann es sich leisten, am Tag zu „snacken". Dann reichen ein paar Löffelchen aus.

Was kann ich tun, damit mein Kind nachts weniger trinkt und tagsüber mehr isst?

Mit etwa einem halben Jahr ist Ihr Kind problemlos in der Lage, nachts ohne Milchmahlzeiten auszukommen. Häufige nächtliche Milchmahlzeiten führen bei Ihnen zu Erschöpfung und bei Ihrem Kind zum „Nichtessen" der Beikost. Also tun Sie beide gut daran, etwas zu verändern. Ihr Kind hat sich daran gewöhnt, nachts mehrere Mahlzeiten einzunehmen und so ist es mittlerweile der Biorhythmus Ihres Kindes, der Ihr Kind immer wieder in der Nacht aufwachen lässt. Diesen gilt es nun „umzuprogrammieren". Das geht am besten Mahlzeit für Mahlzeit. Also: Sie fangen mit der ersten Milchmahlzeit in der Nacht (z. B. um 23 Uhr) an. Wenn Ihr Kind diese überschläft, gehen Sie die nächste Mahlzeit an. Einfacher ist es, wenn der Vater des Kindes diesen Entwöhnungsschritt begleitet, da Sie als stillende Frau viel zu gut nach Milch duften und auch nicht „diskussionsbereit" sind. Der Vater des Kindes sollte versuchen, das Kind, wenn es dann wach wird, liebevoll zu halten, zu beruhigen und schlussendlich erreichen, dass es wieder einschläft. Sie legen sich auf das Sofa und lassen die beiden das in Ruhe machen.

Bei der nächsten Mahlzeit (z. B. um 1 Uhr) sind Sie wieder da und geben Ihrem Kind die gewohnte Milch. Sie werden schnell beobachten, dass Ihr Kind tagsüber mehr isst, wenn die nächtlichen Milchmahlzeiten nach und nach entfallen.

Unser Kind isst nur ein paar Löffelchen Gemüse und fängt dann an zu schreien – was können wir tun?

Nehmen Sie als erstes Ihr Kind aus der Sitzhaltung heraus und auf Ihren Arm. Gehen Sie ein wenig durch die Wohnung und tragen Sie Ihr Kind so, dass sein Bauch vorsichtig gegen Ihr Schultergelenk gedrückt wird und so der Bauch Ihres Kindes indirekt leicht massiert wird. Vermutlich dauert es dann nicht lange, bis Sie dann die Windel wechseln können. Danach können Sie mit dem Essen weitermachen. Es ist der Druck auf den Darm aufgrund des schon leicht gefüllten Magens, der Ihrem Kind in der Sitzhaltung Schmerzen bereitet.

Unser Kind trödelt beim Essen, hört immer wieder auf – was können wir tun?

- Ist es der richtige Zeitpunkt? Vielleicht ist Ihr Kind viel zu müde zum Essen, dann sollten Sie das Mittagessen lieber nach dem Mittagschlaf füttern bzw. den Abendbrei früh genug anbieten.
- Sie sollten auf jeden Fall gemeinsam essen.
- Bieten Sie zwischendurch einmal etwas Wasser an!
- Der Schnuller oder der Daumen zwischendurch beruhigt und erzeugt vertraute gute Gefühle.
- Lieber Hände als Löffel? Manche Kinder essen lieber Fingerfood als Brei über den Löffel. Kartoffeln, Kürbis, Süßkartoffeln, aber auch reife Birne, Nektarinen und die Beeren sowie auch Vollkornbrot aus fein gemahlenem Mehl und Brötchen können Sie als „Stückchen-Food“ anbieten (siehe Rezepte), oder Sie lassen Ihr Kind den Brei dippen. Hierfür schneiden Sie Vollkornbrot aus feingemahlenem Mehl in 1,5 cm dicke Scheiben und diese in daumendicke Streifen, die dann getrocknet werden – vielleicht im Backofen mit Restwärme. Dippen Sie den Brotstick in den Brei oder überlassen Sie dies Ihrem Kind, so lutscht Ihr Kind den Brei ab.

Literatur

1 Keller M, Müller S (2016): Vegetarische und vegane Ernährung bei Kindern – Stand der Forschung und Forschungsbedarf. Forsch Kompl Med 23 (2), 81–88

2 Schumann L, Martin HH, Keller M (2014): Calcium, Milch und Knochengesundheit – Behauptungen und Fakten. Ernährung im Fokus 14 (11–12), 326–331

3 Hahn A, Ströhle A, Wolters M (2016): Ernährung. Physiologische Grundlagen, Prävention, Therapie. Wissenschaftliche Verlagsgesellschaft, Stuttgart. 3. Aufl. S. 310f

4 Koletzko B, Bauer CP, Cierpka M, Cremer M et al. (2016): Ernährung und Bewegung von Säuglingen und stillenden Frauen. Monatsschr Kinderheilkd (Suppl 5), 164, S433–S457

5 Johner SA, Günther A, Remer T (2011): Current trends of 24-h urinary iodine excretion in German schoolchildren and the importance of iodised salt in processed foods. Br J Nutr 106, 1749–1756

8 Küchenmanagement

Die Gefahr, sich den Tag über zu verzetteln und vor lauter Stress im Job täglich zu Fertigprodukten zu greifen, ist sehr groß. Teilen Sie sich die Arbeit ein – Reis oder Hülsenfrüchte kochen prima nebenher und auch andere Küchenarbeiten können gemanagt werden. So haben Sie auch in Schwangerschaft und Stillzeit die Chance, sich und demnächst Ihr Kind mit einem frisch zubereiteten Essen und ohne Fertigprodukte zu verwöhnen.

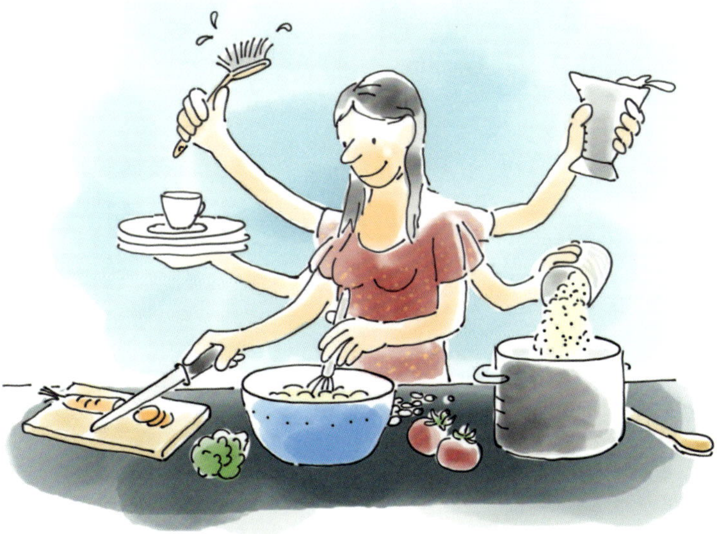

Werfen Sie einen Blick auf den jeweiligen Aufbewahrungstipp bei den Rezepten – hier sehen Sie, wie lange Sie die Lebensmittel bzw. die Gerichte aufbewahren können, ob sie sich einfrieren lassen oder ob Sie die Gerichte gleich in doppelter Menge zubereiten für den nächsten Tag. So haben Sie nur halb so viel Arbeit und können praktisch für den nächsten Tag oder die nächste Woche mitkochen.

Die Rezepte in diesem Ratgeber sind immer für zwei Personen berechnet. Wenn Sie also mittags alleine essen, reicht die zubereitete Menge auch noch für den nächsten Tag.

Hilfreiche Küchentipps

- Gemüse direkt nach dem Einkauf vorputzen und entsprechend verpackt kühl aufbewahren.
- Blattsalate im ganzen Blatt waschen, trocknen, verpacken und kühl aufbewahren.
- Salatsauce (ohne rohe Zwiebel) für eine Woche anfertigen und im Schraubglas aufbewahren.
- Vollkornreis, Hirse, Bulgur und anderes Getreide während der Zeit des Frühstücks kochen und bis zum Mittag/Abend ausquellen lassen.
- Hülsenfrüchte abends einweichen, zur Frühstückszeit kochen, bis zum Mittag/Abend ausquellen lassen; lassen sich gut einfrieren.
- Kartoffeln, Nudeln und Reis gleich für 2 Tage kochen und kühl aufbewahren.
- Backlinge, Nudelsaucen, Gemüsebrühe usw. gleich in größeren Mengen zubereiten und einfrieren.

Versäumen Sie es nicht, die Arbeiten in der Küche – besonders in der Stillzeit – auch auf andere Familienmitglieder aufzuteilen. Die folgende Tab. 8.1 zeigt Ihnen, wie Sie Lebensmittel optimal aufbewahren.

Tab. 8.1: Die 3 Ws der Lebensmittellagerung: wie, wo und wie lange aufbewahren?

Produkt	Wie?	Wo?	Wie lange?
Pflanzendrinks	Originalverpackung	angebrochen im Kühlschrank	4–6 Tage
Sojajoghurt, Tofu	Originalverpackung	Kühlschrank	10–14 Tage
Fleischalternativen	Originalverpackung	Kühlschrank	mehrere Wochen
Margarine	Originalverpackung	Kühlschrank	mehrere Wochen
Brot oder Brötchen	Brotkasten oder -dose oder Papiertüte und lockere Plastiktüte	Zimmertemperatur	2–14 Tage
festes Gemüse (evtl. das Blattgrün entfernen)	Gemüsefach, Dosen (Möhren und Spargel in ein feuchtes Küchenhandtuch einwickeln)	Kühlschrank	bis zu 14 Tage
Tomaten, Gurke, Paprika, Auberginen, Kürbis	Gemüseschale	Zimmertemperatur	1 Woche
Blattsalate, Spinat (im ganzen Blatt gewaschen und getrocknet)	spezielle Dosen, dünne Tüten	Kühlschrank	5–7 Tage
Äpfel, Birnen, Zitrusfrüchte	Obstschale	Zimmertemperatur	3–5 Wochen
Beeren	Dose oder Schüssel, abgedeckt	Kühlschrank	1–2 Tage

Kochen wie die Profis

Manch ein Hobbywerkraum ist besser ausgestattet als die Küche. Dabei gibt es einige wichtige Küchenhelfer, mit denen Sie Zeit und Mühe sparen und gleichzeitig die Lebensmittel besonders schonend behandeln. Diese Utensilien sollten Sie sich gönnen:

- mindestens drei auf die Größe der Herdplatten abgestimmte Töpfe mit gut schließendem Deckel
- Großraumpfanne mit Deckel
- beschichtete Pfanne
- Sparschäler
- Schneebesen mit fester Spange
- fünf kleine Küchenmesser mit und ohne Spitze
- ein großes Schneidemesser, ein Brotmesser
- zwei große und drei kleine Schneidebretter
- Salatschleuder

- Messbecher
- Haushaltswaage
- Pürierstab/Turbomixer
- Küchenmaschine mit Gemüseraspelvorrichtung
- Auflaufformen mit Deckel zum Einfrieren
- Kunststoffbehälter, verschiedene Größen, zum Aufbewahren und Einfrieren.

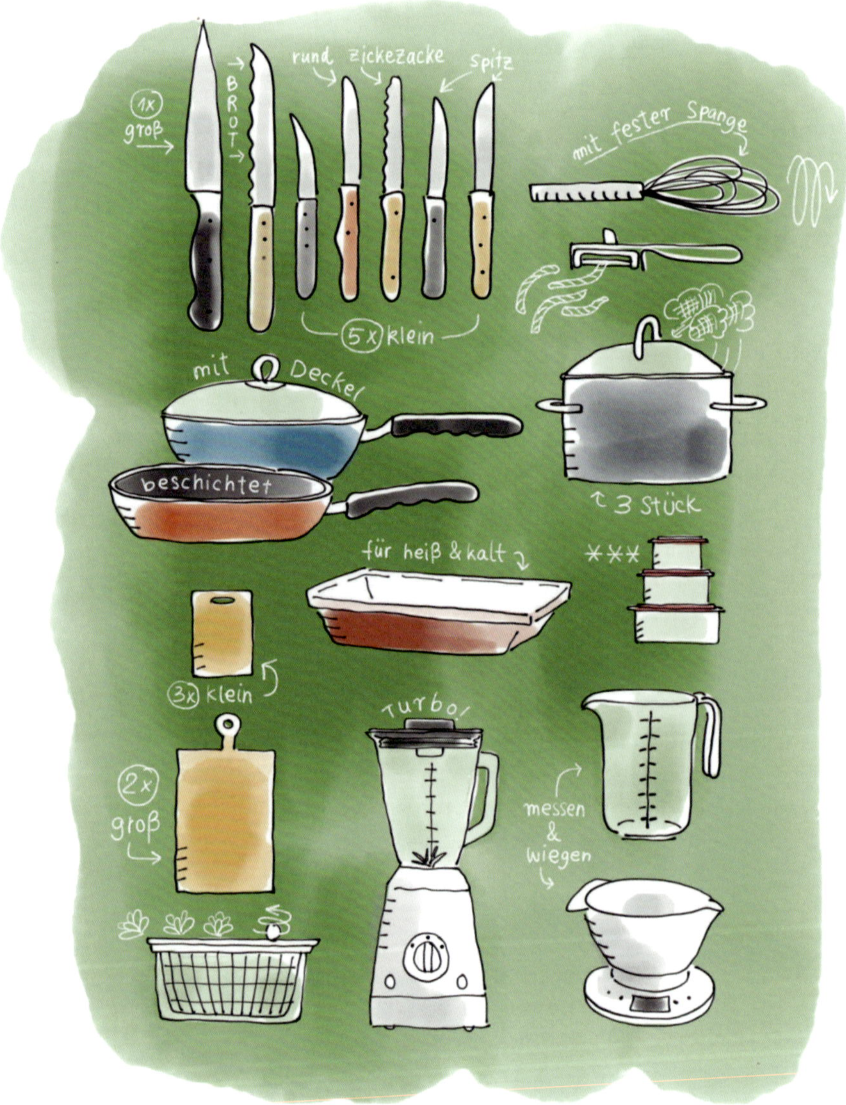

Wenn Sie eine neue Küche planen, sollten Sie die Anschaffung eines Dampfgarers als Einbau- oder Standgerät überdenken. Ein praktisches Gerät, das den Kochalltag in einer Familie auf gesündeste Art und Weise enorm erleichtert! Im Dampfgarer können Sie nicht nur Gemüse hervorragend bissfest und nährstoffschonend garen, sondern auch Hülsenfrüchte und Getreide optimal garen. Auch ein Kühlschrank mit Null-Grad-Fach oder -Fächern ist praktisch. Hier bleibt Gemüse besonders lange frisch. Der oben genannte Turbomixer ist besonders in der veganen Küche ein Muss. Die im Turbomixer zubereiteten pflanzlichen Milchen, Cremes und Brotaufstriche werden besonders fein püriert und bieten dadurch ein besonderes Geschmackserlebnis.

Zeitmanagement

Wie Sie bei der täglichen Arbeit in der Küche Zeit gewinnen und Energie sparen

1. „Mise en place“: Das Rezept in Ruhe durchlesen und danach alle benötigten Zutaten und Küchengeräte zurechtlegen.
2. Bitte scharf: Messer und Schäler sollten immer geschärft sein.
3. Schön groß: Ein großes Brett und ein großes Messer machen jedes Gemüse schneller klein.
4. Wasserkocher im Einsatz: Großen Topf auf den Herd stellen und kochendes Wasser aus dem Wasserkocher einfüllen. Übrigens: Je größer der Topf, desto schneller wird alles warm.
5. Zugedeckt: Energie sparen und Garzeit reduzieren mit einem gut schließenden Deckel.
6. Nicht rühren: Zu viel Umrühren verringert die Temperatur in den Töpfen und verlängert dadurch die Garzeit.
7. Vorheizen: Rechtzeitig den Backofen anstellen, damit Sie gleich das Gericht reinschieben können.
8. Tisch decken und aufräumen: Während der Geh-, Steh-, und Garzeiten den Tisch decken, die Küche aufräumen und spülen.

9 Der vegane Lebensmittelkorb

Getränke

Wasser, Säfte und Tees. Bei Mineralwasser darauf achten, dass es kalziumreich ist (>400 mg/l), naturtrübe Säfte (nicht mit tierischem Eiweiß geklärt), Tees ohne Aromen und aus Bio-Anbau.

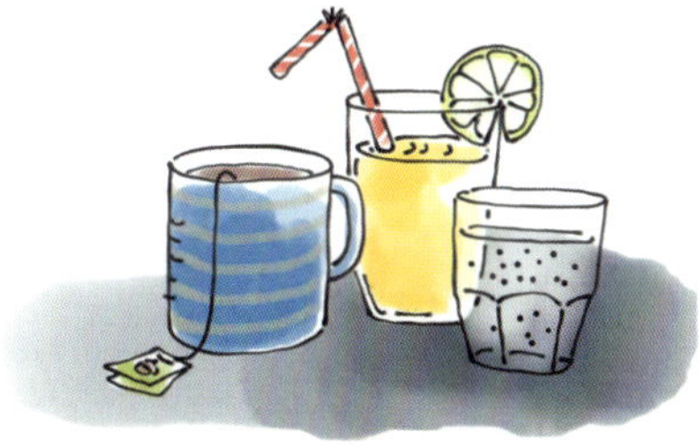

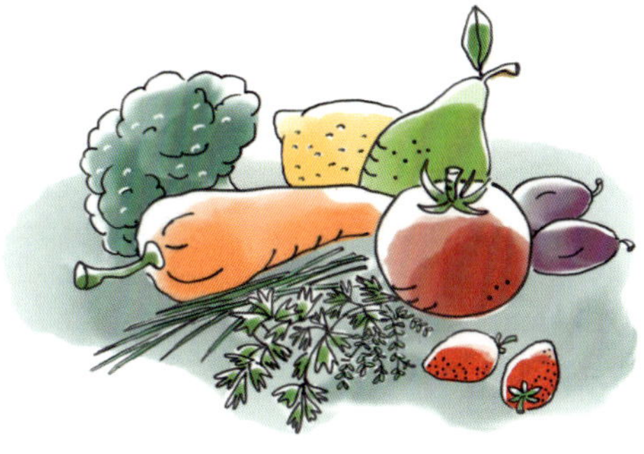

Gemüse, Obst und Kräuter

Saisonal, regional, frisch und aus Bio-Anbau. Gelegentliche Alternative: Tiefkühlware ohne Zusätze. Wenn es keine saisonalen Tomaten gibt, sind Tomatenpassata sowie Tomatenmark eine willkommene Alternative.

Trockenfrüchte

Aprikosen, Pflaumen, Datteln, Rosinen, Cranberries u. a. Darauf achten, dass diese aus Bio-Anbau stammen (sind ungeschwefelt).

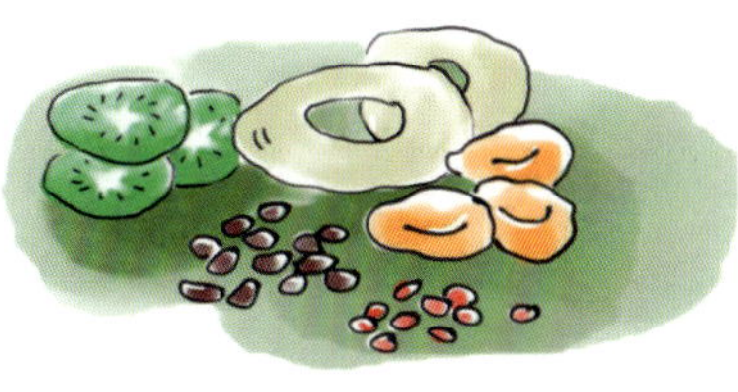

Hülsenfrüchte

Die rote Linse ist eine geschälte Linse, dennoch reich an Nährstoffen und wegen ihrer kurzen Garzeit und guten Bekömmlichkeit vielseitig einsetzbar. Kichererbsen und Bohnen haben eine sehr lange Garzeit, lassen sich gegart einfrieren. Alternative: fertig gegart aus dem Glas.

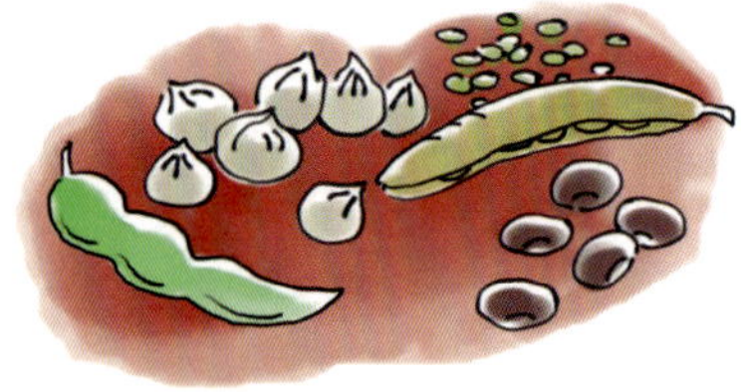

Getreide

Vollkorn: ganzes Korn, Grieß, Schrot, Mehl, Flocken oder gepoppt (ungesüßt!), Brot, Nudeln.

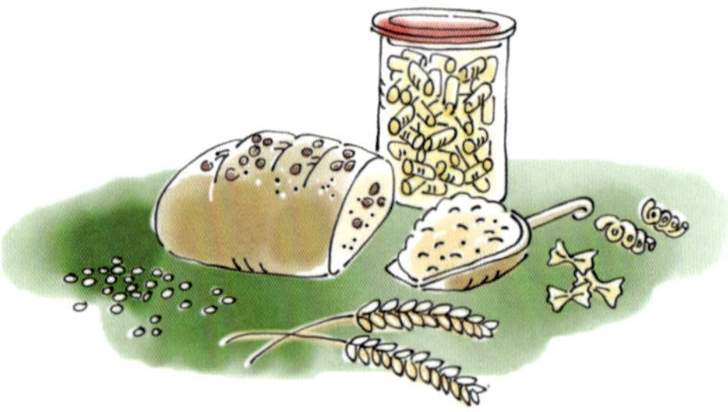

Soja-Produkte

Sojadrink, Sojajoghurt, Naturtofu, Räuchertofu, Seidentofu, Tempeh. Sojadrink mit Kalzium angereichert, Sojajoghurt ungesüßt. Bio-Anbau garantiert Gentechnikfreiheit! Deutsche Bio-Hersteller beziehen die Sojabohnen überwiegend aus regionalem/nationalem bzw. europäischem Anbau.

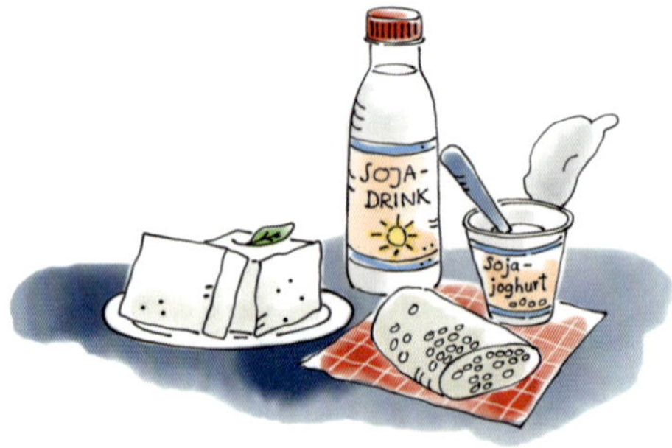

Fleisch- und Wurst-Alternativen

Auf der Basis von Sojaprotein/Tofu, Weizenprotein (Gluten)/Seitan, Lupinenprotein. Auf jeden Fall Bio-Qualität, denn diese Produkte enthalten deutlich weniger Zusatzstoffe als konventionelle und (meist) keine Aromen. Achtung: Manche Produkte sind nur vegetarisch, aber nicht vegan, da Milchprotein oder Ei enthalten ist!

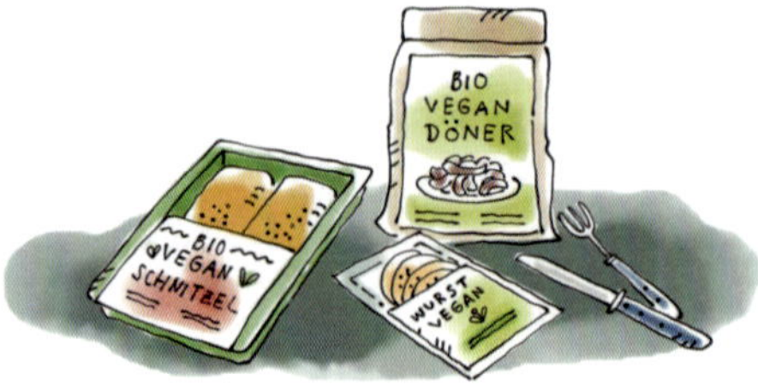

Pflanzenmilch

Auf der Basis von Getreide (Hafer, Dinkel, Reis u. a.), Hülsenfrüchten (Soja, Lupine) oder Nüssen/Mandeln. Aus Bio-Anbau und möglichst mit Kalzium angereichert. Kokosmilch ist fettreicher als die anderen Pflanzenmilchprodukte und eher eine Alternative zur Sahne.

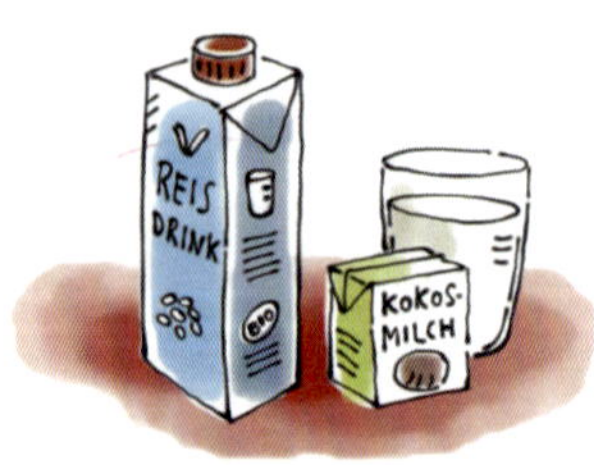

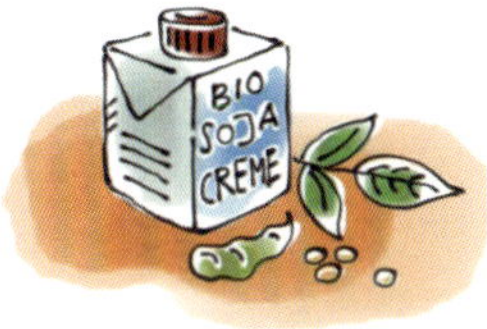

Pflanzensahne

Auf der Basis von Getreide, Soja oder Kokos. Aus Bio-Anbau (weniger Zusatzstoffe) und ohne Zusatz von Sonnenblumenöl.

Öle

Olivenöl, Rapsöl, Leinöl (auch DHA-angereichert), alle in Bio-Qualität, kalt gepresst und unraffiniert. Oliven- und Rapsöl zum Andünsten von Gemüse, Leinöl nur für die kalte Küche. Zum heißen Braten: Kokosöl oder geröstetes Sesamöl.

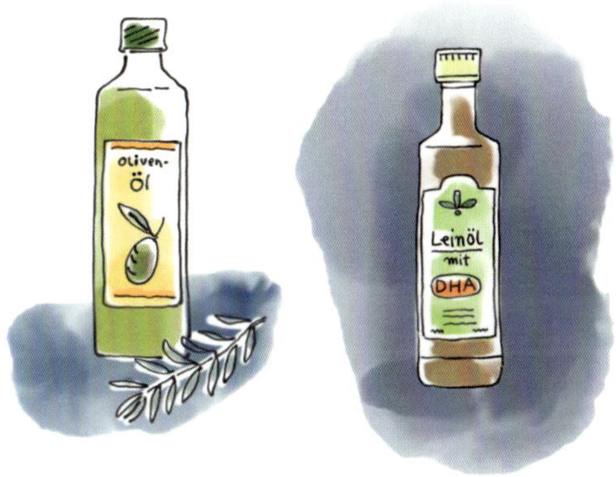

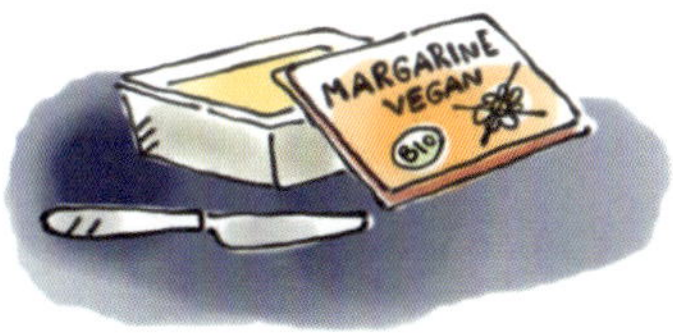

Margarine

Auf jeden Fall in Bio-Qualität und auf der Basis von Raps- oder Olivenöl. Keine Margarine mit Sonnenblumenöl verwenden (zu viele Omega-6-Fettsäuren).

Nüsse und Ölsaaten

Mandeln, Haselnüsse, Cashewkerne, Walnüsse, Paranüsse, Erdnüsse. Sonnenblumenkerne, Sesam, Kürbiskerne, Hanfsamen, Chiasamen, Leinsamen. Immer nur kleine Mengen und aus Bio-Anbau. Ungesüßte und naturbelassene Nussmuse sind sehr lange haltbar und lassen sich vielseitig einsetzen.

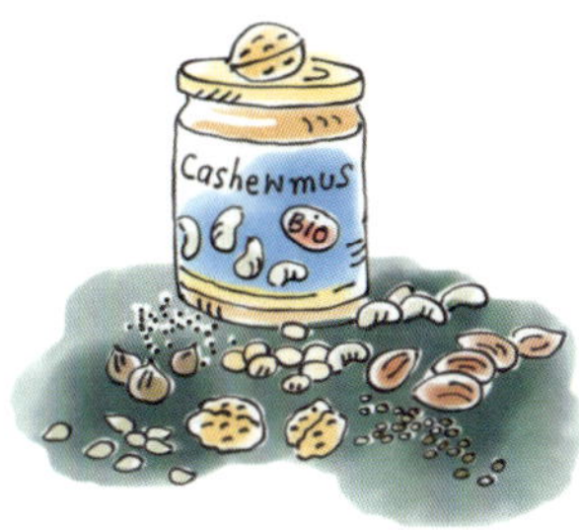

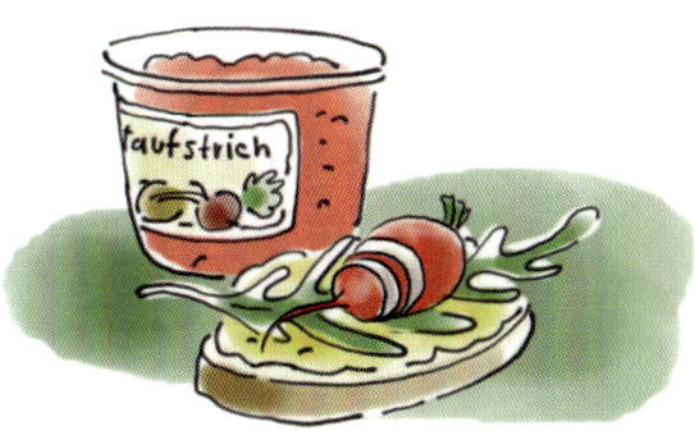

Brotaufstriche

Auf der Basis von Getreide, Gemüse, Hülsenfrüchten (Lupine, Linsen u. a.), Sonnenblumen- und Cashewkernen. In Bio-Qualität. Möglichst darauf achten, dass kein Sonnenblumenöl enthalten ist.

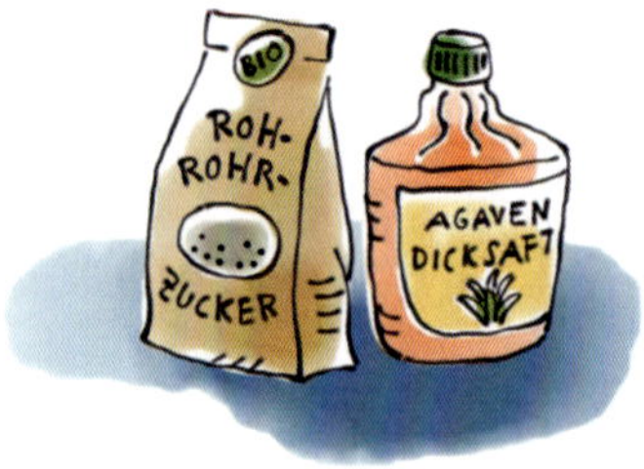

Süßungsmittel

Vollrohrzucker, Rohrohrzucker, Agavendicksaft, Dattelsirup, Rübenkraut. Für eine neutrale Süße nimmt man am besten Rohrohrzucker oder Agavendicksaft. Vollrohrzucker, Dattelsirup und Rübenkraut haben einen deutlichen Eigengeschmack.

Algen

Nori-Alge (als ganze Blätter oder als Flocken). Die Nori-Alge hat einen mäßigen Jodgehalt (etwa 150 µg/g) und ist vielfältig und gut einsetzbar. Achten Sie auf die Angabe des Jodgehalts auf der Verpackung sowie die empfohlene maximale Verzehrsmenge. In Bio-Qualität (wichtig wegen der Rückstandskontrolle, auch bezüglich radioaktiver Belastung). Andere Meeresalgen haben teilweise sehr hohe und auch schwankende Jodgehalte.

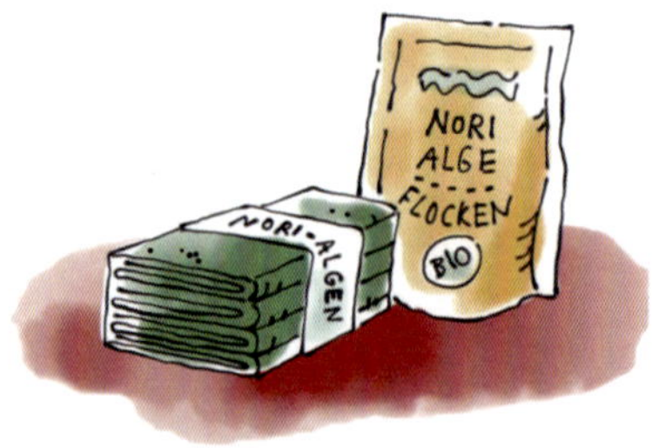

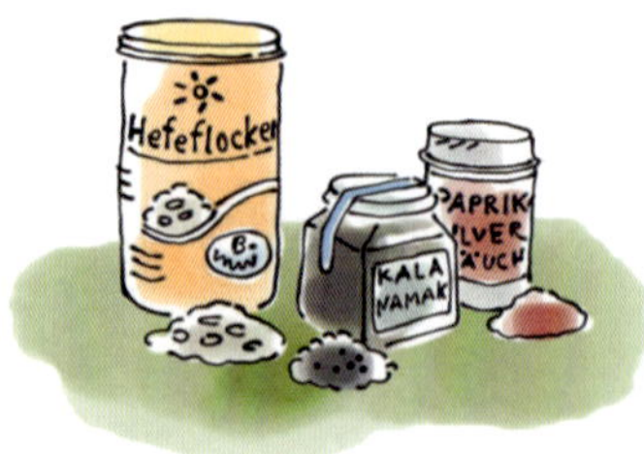

Hefeflocken

Hefeflocken werden aus getrockneter inaktiver Hefe hergestellt, sie enthalten viele B-Vitamine. Hefeflocken verleihen Gerichten einen kräftigen und auch „käsigen“ Geschmack.

Kala Namak

Indisches Steinsalz mit schwefeligem Geruch und Geschmack. Sparsam dosieren. Mit Kala Namak kann man Geschmack und Duft von Ei imitieren. Der Geschmack bleibt erhalten, auch wenn der Geruch nach mehrmaligem Öffnen des Glases verfliegt.

Geräuchertes Paprikapulver

Geräuchertes Paprikapulver gibt es in milden bis sehr scharfen Geschmacksstufen, von fein bis derb, sowie auch als Chili. Der Einsatz von geräuchertem Paprikapulver ergibt einen kräftigen Rauchgeschmack.

Grundrezepte für vegane „Milch“ und „Milchprodukte“

Rezept Cashewdrink

50 g Cashewkerne, 2 Datteln, 500 ml kochendes Wasser, 1 Prise Salz, 24 Stunden einweichen und aufmixen.

Rezept Hafer“sahne“

25–30 g Haferflocken, 25 g Cashewkerne, 2 EL Öl, 400 ml kochendes Wasser, 1 Prise Salz, alles aufmixen, evtl. passieren.

Rezept Cashew“sahne“

50 g Cashewkerne, 120 ml kochendes Wasser, 24 Stunden einweichen und aufmixen. Kalt stellen.

Rezept selbstgemachte „saure Sahne“

100 g Tofu natur, 100 g Seidentofu, 30 g gemahlene Cashewkerne/Mandeln, 15 ml Zitronensaft, 1 EL Öl, ¼–½ TL Senf, 1 Prise Salz, alles aufmixen.

Rezept selbstgemachter „Joghurt“

50 g Hirseflocken, 50 g Cashewkerne, 25–40 ml Zitronensaft, 500 ml kochendes Wasser, evtl. 4–8 Datteln, alles aufmixen. Kalt stellen.

Rezept selbstgemachtes Streichfett

140 g Kokosöl (erwärmt), 60 g Leinöl, 1 Prise Salz, 1 Spritzer Zitronensaft vermischen und kalt stellen.

Rezept selbstgemachter kerniger „Quark“

100 g blanchierte Mandeln und 130 g Cashewkerne in 500 ml kochendem Wasser 24 Stunden eingeweicht, 30–40 ml Zitronensaft, evtl. Hefeflocken, Salz. Einweichwasser verwerfen, alles aufmixen.

Rezept selbstgemachter „Parmesan“

50 g geröstete Pinienkerne, 50 g geröstete Mandeln, 50 g Hefeflocken, 50 g Paniermehl, ½ TL Salz, ¼ TL Paprika (evtl. geräuchertes Paprikapulver), alles aufmixen.

Rezept selbstgemachter „Frischkäse“

150 g Tofu natur, 50 g Seidentofu, 30 g gemahlene Cashewkerne, 1 EL Zitronensaft, 1 EL Hefeflocken, Salz, Senf, alles aufmixen.

Oder: 500 g Sojajoghurt natur in einen Kaffeefilter mit Filterpapier geben und mindestens 12 Stunden abtropfen lassen. Herausnehmen, evtl. weiter verarbeiten und kühl stellen.

Rezept selbstgemachter „Feta“

gewürfelter Tofu natur in Zitronen-Knoblauch-Salz-Wasser 8 Minuten kochen. Abgießen und 2–3 Tage in Olivenöl mit Kräutern marinieren.

Vegane Tauschbörse

Original	Alternativen	Geschmack	Verwendung
Kuhmilch 1:1 austauschbar	Sojadrink	Eigengeschmack	kann im Kaffee ausflocken, lässt sich für Cappuccino gut aufschäumen, kann beim Kochen ausflocken; warm/kalt, herzhaft/süß
	Haferdrink	neutral, vollmundig	Kaffee, warm/kalt, herzhaft süß
	Dinkeldrink	neutral, vollmundig	warm/kalt, herzhaft/süß
	Reisdrink	neutral, wässrig	warm/kalt, herzhaft/süß
	Mandeldrink	Eigengeschamck	warm/kalt, süß
	Haselnussdrink	Eigengeschmack	warm/kalt, süß
	Cashewnussdrink*	neutral, vollmundig	warm/kalt, herzhaft/süß
	Kokosmilch	Eigengeschmack, cremig	warm/kalt, herzhaft/süß
süße Sahne 1:1 austauschbar	Sojacuisine	neutral, leichter Eigengeschmack	warm/kalt, herzhaft/süß, aufschlagbar, kann ausflocken
	Hafercuisine	sehr neutral	warm, herzhaft/süß
	Dinkelcuisine	wässrig	warm, herzhaft/süß
	Reiscuisine	wässrig	warm, herzhaft/süß
	Hafersahne*	neutral, vollmundig	warm/kalt, herzhaft/süß
	Cashewsahne*	neutral, vollmundig	warm/kalt, herzhaft/süß
	Kokoscreme	Eigenschmack, cremig	warm/kalt, herzhaft/süß
mit Wasser 1:3 verdünnt	Nussmuse	starker Eigengeschmack, cremig	warm/kalt, herzhaft/süß
saure Sahne 1:1 austauschbar	pflanzliche saure Sahne	neutral	warm/kalt, herzhaft/süß
	selbstgemachte saure Tofusahne*	neutral, cremig	warm/kalt, herzhaft/süß
Joghurt 1:1 austauschbar	Sojajoghurt	neutral, leichter Eigengeschmack	warm/kalt, herzhaft/süß
	selbstgemachter* „Joghurt“	sehr neutral, mild	warm/kalt, herzhaft/süß
Butter 1:1 austauschbar	milcheiweißfreie, ungehärtete Margarine	neutral	Streichfett, warm/kalt,herzhaft/süß
	selbstgemachtes Streichfett*	starker Eigengeschmack	kalt, herzhaft/süß
	pflanzliche Öle	Eigengeschmack	warm/kalt, herzhaft/süß, (Rührteig, Hefeteig, Mürbeteig)

* Rezepte auf Seite 125

Original	Alternativen	Geschmack	Verwendung
Quark 1:1 austauschbar	Tofu natur, püriert	neutral	warm/kalt, herzhaft/süß
	Seidentofu	neutral, cremig	warm/kalt, herzhaft/süß
	selbst gemachter „Quark“*	kernig, mild	warm/kalt, herzhaft/süß
Käse 1:1 austauschbar	selbst gemachter „Parmesan“*	kräftig	warm/kalt, herzhaft, über Nudeln, zum Überbacken
	pflanzlicher Reibekäse	mild bis kräftig	warm, herzhaft, zum Überbacken
	pflanzlicher Frischkäse	mild	warm, kalt, herzhaft/süß
	selbst gemachter „Frischkäse“*	frisch, mild	warm/kalt, herzhaft/süß
	selbst gemachter „Feta“*	mild	warm/kalt, herzhaft
1 Ei 1:1 austauschbar als Binde- und Lockerungsmittel bei Rezepten mit 1–2 Eiern	20 g Leinsamenschrot + 50 ml lauwarmes Wasser	ganz neutral	Rührteig, herzhaft, süß
	60 g Seidentofu, püriert	neutral	Rührteig, Hefeteig, Getreidemassen, herzhaft, süß
	60 g Apfel- oder Kürbismus	leichter Eigengeschmack	Rührteig, Hefeteig, Getreidemassen, herzhaft, süß
	15 g Stärke + 30 ml Wasser	neutral	Rührteig, Hefeteig, Getreidemassen, herzhaft, süß
	10 g Vollsojamehl + 40 ml Wasser	leicht bohnig	Rührteig, Hefeteig, Getreidemassen, herzhaft, süß
1:1 austauschbar zur Lockerung von Backlingen	2 EL Tomatenmark	neutral + Farbe	für Backlinge, Brotaufstriche
	50 ml Kokosmilch	Eigengeschmack	für Backlinge, Brotaufstriche, Puddings
	50 g Seidentofu, püriert	neutral	für Backlinge, Brotaufstriche, Puddings
Fleisch	Seitan	mild bis fleischig	warm/kalt, herzhaft
	Tofu	mild	warm/kalt, herzhaft
	Lupinenprodukte	mild	warm/kalt, herzhaft
	Tempeh	Eigengeschmack, bohnig	warm, herzhaft
	Sojageschnetzeltes (TVP)	neutral	warm, herzhaft
	Räuchertofu	rauchig, kräftig	warm/kalt, herzhaft
Speckwürfel	Roggenbrot, gebraten	kräftig	warm/kalt, herzhaft
Wurstaufschnitt	vegane Wurstwaren	Eigengeschmack	warm/kalt, herzhaft

10 Rezepte für Schwangerschaft und Stillzeit

= Vorratshaltung = Kühlschrank = Tiefkühltruhe

Frühstück

Porridge mit Mandeldrink — Eisen, Vitamin C!

- *100 g feine Haferflocken*
- *300 ml Mandeldrink*
- *2 EL Rosinen (30 g)*
- *2 TL weißes Mandelmus*
- *2 EL Granatapfel- oder Sanddornsaft*
- *300 g Obst der Saison*

Haferflocken am Abend vorher in 150 ml Wasser einweichen. Mandeldrink und Rosinen hinzufügen und unter Rühren 2–3 Minuten köcheln lassen. Das Mandelmus einrühren, den Porridge auf zwei Teller verteilen und mit je 1 EL Saft und dem kleingeschnittenen Obst verfeinern.

Tipp: Schmeckt besonders gut mit Ingwer, Zimt oder Vanille gewürzt.

Bircher Müsli

Eisen, Zink, Vitamin B_2, Vitamin C!

- *30 g Mandeln*
- *15 g Kürbiskerne*
- *50 g Fünfkornflocken*
- *50 g feine Haferflocken*
- *1 Banane (100 g)*
- *100 ml Orangensaft*
- *2 TL weißes Mandelmus*
- *2 EL Leinöl mit DHA*
- *1 Apfel*
- *100 g Obst der Saison*
- *4 getrocknete Aprikosen*

Mandeln, Kürbiskerne, Fünfkornflocken und Haferflocken am Abend vorher in 150 ml kaltem Wasser einweichen und zugedeckt bei Zimmertemperatur stehen lassen.
Die Banane zermusen und mit dem Orangensaft, dem Mandelmus und dem Leinöl unter die eingeweichten Flocken rühren. Den Apfel waschen, grob raspeln, das Obst und die getrockneten Aprikosen schneiden und unter das Müsli rühren.

Hirse-Orangen-Müsli

Eisen, Vitamin B_2!

- *300 ml Orangensaft*
- *100 g Hirse*
- *30 g Cashewkerne*
- *4 Datteln*
- *2 EL ungeröstetes Cashewmus (40 g)*
- *200 g Obst der Saison*

200 ml Orangensaft mit 200 ml Wasser, der Hirse, den Cashewkernen und den kleingeschnittenen Datteln 10–15 Minuten mit geschlossenen Deckel köcheln und 5 Minuten auf der ausgeschalteten Herdplatte ausquellen lassen.
Cashewmus und die restlichen 100 ml Orangensaft einrühren. Auf 2 Tellern verteilen und kleingeschnittenes frisches Obst dazugeben.
Besonders gut mit frisch gepresstem Blutorangensaft und mit Ingwer oder Galgant abgeschmeckt.

Dinkel-Grießbrei mit Beeren

Kalzium!

- *500 ml Sojadrink (mit Kalzium angereichert)*
- *60 g Dinkelvollkorngrieß*
- *3 TL weißes Sesammus*
- *1 TL Zitronensaft*
- *300–400 g gemischte Beeren*
- *evtl. Agavendicksaft*

Sojadrink und Grieß unter Rühren zum Kochen bringen. 2–3 Minuten köcheln lassen. Sesammus und Zitronensaft einrühren und auf 2 Müslischalen verteilen. Die Beeren waschen, verlesen, dazugeben und evtl. süßen.

Amaranth-Hafer-Müsli

Zink, Selen, Magnesium!

- *50 g grobe Haferflocken*
- *20 g Sesam*
- *120 ml Orangensaft*
- *200 g Sojajoghurt*
- *40 g gepoppter Amaranth*
- *2 EL Rosinen (30 g)*
- *6 gehackte Paranüsse*
- *300 g Obst der Saison*

Haferflocken und Sesam in 150 ml Wasser über Nacht einweichen. Die restlichen Zutaten unterrühren und das kleingeschnittene Obst unterheben.

Roggenbrot mit Leinsamen

B-Vitamine, Ballaststoffe!

25 Scheiben

- *10 g Hefe*
- *500 g Roggenvollkornmehl*
- *500 g Dinkelvollkornmehl*
- *150 g Sojajoghurt*
- *2–3 TL Jodsalz*
- *150 g gelber Leinsamen*

Die Hefe in 2 EL Wasser auflösen.
900 ml Wasser und die übrigen Zutaten mit der Hefe verrühren. Den Teig in eine Schüssel geben, die die doppelte Menge fassen kann und mit einem Deckel verschließen.
Den Teig 24–36 Stunden in den Kühlschrank geben und gelegentlich durchrühren. Anschließend den Teig gut durchkneten und auf 2 gefettete Kastenformen verteilen, glatt streichen.
Ein Küchentuch mit heißem Wasser tränken, gut auswringen und über die Formen legen. Mindestens 2 Stunden gehen lassen, bis sich das Volumen verdoppelt hat.
Den Backofen auf 220 °C vorheizen, die Brote in den Ofen geben, nach 15 Minuten die Temperatur auf 185 °C reduzieren und weitere 45 Minuten backen.

1 Woche

Ölsaatenbrot

Ballaststoffe, Eisen, Omega-3-Fettsäuren!

30 Scheiben

- *50 g weißes Sesammus*
- *1 EL Zuckerrübensirup*
- *1 ½ TL Jodsalz*
- *Fenchel, Kümmel, Anis*
- *150 g Sonnenblumenkerne*
- *150 g geschroteter Leinsamen*
- *60 g Kürbiskerne*
- *60 g Hanfsamen*
- *50 g Chiasamen*
- *40 g Chiasamenmehl*

Das Sesammus mit dem Zuckerrübensirup, dem Salz und den Gewürzen mit 300 ml warmem Wasser verrühren.
Restliche Zutaten unterrühren und die Masse in eine mit Backpapier ausgelegte Kastenform füllen, glatt streichen, abdecken und mindestens 8 Stunden im Kühlschrank quellen lassen.
Den Backofen auf 180 °C vorheizen.
Das Brot 30 Minuten backen, aus der Form nehmen, umdrehen und weitere 30 Minuten ohne Form backen.

7 Tage

Toastbrot

Ballaststoffe!

25 Scheiben

- *400 g Hokkaido-Kürbis*
- *1 Würfel Hefe*
- *1 TL Jodsalz*
- *500 g Dinkelvollkornmehl*
- *40 g Cashewnussmus*
- *40 ml Rapsöl*

Kürbis waschen, putzen, entkernen und in 100 ml Wasser garen. Dann pürieren und auskühlen lassen.
Hefe mit 1 EL Wasser und Salz glatt rühren. Das Kürbismus und die restlichen Zutaten 5 Minuten zu einem geschmeidigen Teig kneten.
Den Teig abgedeckt 15 Minuten gehen lassen, noch einmal durchkneten und in eine mit Backpapier ausgelegte Kastenform füllen. Weitere 15 Minuten gehen lassen.
Backofen auf 180 °C vorheizen und das Brot 60 Minuten backen.

4–5 Tage

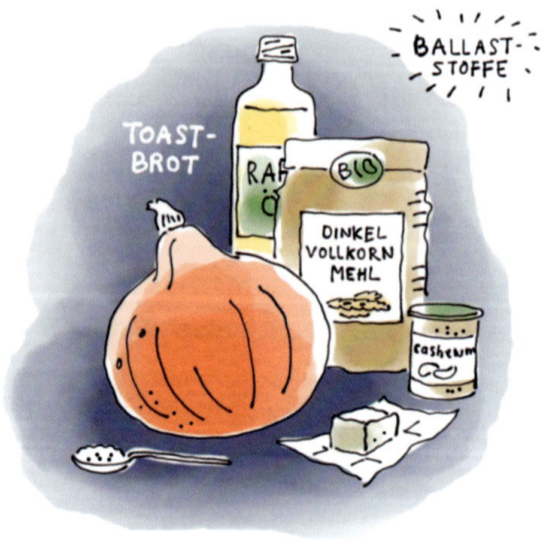

Cashew-Bananen-Brot

Omega-3-Fettsäuren, B-Vitamine!

25 Scheiben

- *450 g Dinkelvollkornmehl*
- *2 TL Backpulver*
- *50 g Datteln*
- *50 g Cashewmus*
- *80 ml Rapsöl*
- *3 reife Bananen (250–280 g)*
- *120 g Cashewkerne*

Den Backofen auf 160 °C vorheizen. Mehl und Backpulver vermischen. Datteln, Cashewmus, Öl und Bananen mit 150 ml Wasser pürieren und mit dem Mehl und den Cashewkernen zu einem Teig verkneten.
Den Teig in eine mit Backpapier ausgelegte Kastenform geben und im heißen Ofen ca. 60 Minuten backen.

5 Tage

Schnelle Brötchen

Eiweiß, B-Vitamine!

Ca. 8 Stück

- *4 EL Dinkelmehl Type 1050 (60 g)*
- *1 EL Rapsöl (10 ml)*
- *1 EL Backpulver*
- *150 g Seidentofu*
- *50 g Apfelmus*
- *250 g Dinkelvollkornmehl*

Den Backofen auf 180 °C vorheizen. Das Dinkelmehl Type 1050 mit dem Öl, dem Backpulver und 4 EL warmem Wasser (45 ml) gut verrühren und mit den restlichen Zutaten zu einem geschmeidigen Teig verkneten.
Aus dem Teig 8 Brötchen formen und diese auf ein mit Backpapier ausgelegtes Backblech legen, kreuzweise einschneiden und 25 Minuten backen.

2 Tage

Nougat-Aufstrich

Kalzium, Magnesium!

- *100 g Datteln ohne Stein*
- *100 g gemahlene Haselnüsse*
- *2–3 EL Kakao*

Datteln klein schneiden und mit den Haselnüssen in 100 ml Wasser über Nacht einweichen.
Den Kakao unterrühren, alles durchpürieren, evtl. noch etwas Wasser hinzufügen.
Es wird noch feiner, wenn statt der Haselnüsse Haselnussmus verwendet wird, dann nur die Datteln in 50 ml über Nacht einweichen.

Pflaumenaufstrich

Ballaststoffe!

- *150 g Trockenpflaumen*
- *300 ml Apfelsaft*
- *Zimt*

Die Pflaumen klein schneiden und im Apfelsaft mindestens 4 Stunden einweichen.
Die eingeweichten Pflaumen pürieren und mit dem Zimt abschmecken.

3–4 Wochen

Dattel-Sesam-Mus

Kalzium!

- *150 g Medjool-Datteln (groß und weich)*
- *200 g weißes Sesammus*
- *1 EL Sesamöl*
- *1 TL Zitronensaft*

Die Datteln entsteinen, mit der Gabel fein zerkneten und anschließend die restlichen Zutaten unterrühren.

Mehrere Wochen

Frischcreme

Eiweiß, DHA!

- *500 g Sojajoghurt*
- *1–2 EL Leinöl mit DHA*
- *Zitronensaft*
- *1 Prise Jodsalz*

Den Joghurt über Nacht abtropfen lassen (S. 125) und mit den restlichen Zutaten verrühren.

5 Tage

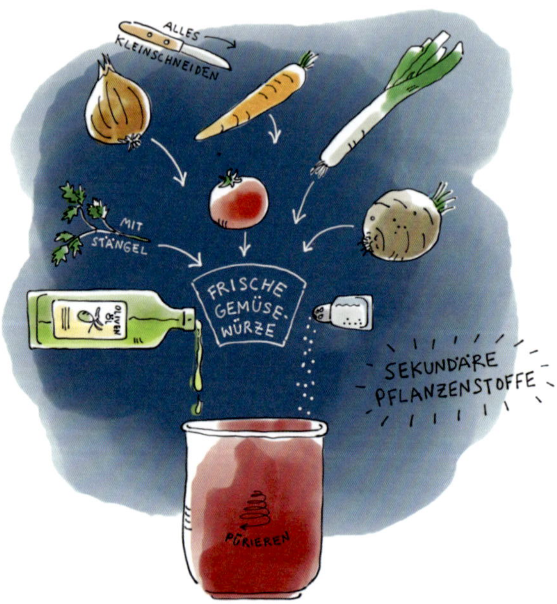

Warme Hauptmahlzeit

Basics

Frische Gemüsewürze

Sekundäre Pflanzenstoffe!

- *100 g Zwiebeln*
- *100 g Möhren*
- *100 g Lauch*
- *100 g Sellerie*
- *100 g Tomaten*
- *100 g Petersilie, mit Stängel*
- *40–60 g Salz*
- *8 EL Olivenöl*

Das Gemüse waschen und putzen. Gemüse und die Petersilie grob schneiden bzw. raspeln. Mit den restlichen Zutaten fein pürieren. In Schraubgläser füllen.

Tipp: Diese Gemüsewürze ist Grundlage für die Gemüsebrühe, die in einigen Rezepten verwendet wird. Hier lösen Sie 1–2 TL Gemüsewürze in ½ Liter Wasser auf.

mehrere Monate

Mandelstreu

Vitamin B_2!

- *50 g Mandeln*
- *15 g Hefeflocken*
- *15 g Couscous*
- *1 Msp. Paprikapulver*
- *Jodsalz*

Mandeln leicht rösten und mit den Hefeflocken und dem Couscous im Standmixer fein mahlen. Mit Paprikapulver und Salz würzen.

Lichtgeschützt mehrere Wochen haltbar

Mayonnaise

Ölsäure!

- *70 ml Zitronensaft*
- *55 g ungeröstetes Cashewmus*
- *20 g Dijon-Senf*
- *1 Msp. Kurkuma*
- *1 Msp. Kala Namak*
- *60 ml Rapsöl*
- *60 ml Olivenöl*

Alle Zutaten miteinander stark aufmixen.

1 Woche

Salatsauce

Omega-3-Fettsäuren, Ölsäure!

- *100 ml Zitronensaft*
- *1 EL Senf (10 g)*
- *1 ½ EL weißes Mandelmus (40 g)*
- *50 ml Olivenöl*
- *50 ml Rapsöl*
- *50 ml Leinöl*
- *1 TL Salz (6 g)*

Alle Zutaten mit 100 ml Wasser aufmixen und in ein Schraubglas füllen. Diese Salatsauce ist universell einsetzbar für alle Salate.

7 Tage

Margarine

Omega-3-Fettsäuren!

- *15 g Kakaobutter*
- *45 g Kokosöl (evtl. mit DHA)*
- *30 ml Rapsöl*
- *30 ml Leinöl*
- *30 ml Olivenöl*
- *Jodsalz*
- *Zitronensaft*

Die Kakaobutter und das Kokosöl sehr vorsichtig schmelzen, die restlichen Öle unterrühren und mit 1 Prise Salz und 3–4 Tropfen Zitronensaft verfeinern. Die Ölmischung in ein Schraubglas füllen, kühl stellen und evtl. in der Zwischenzeit durchrühren. Zum Festwerden mehrere Stunden in den Kühlschrank stellen.

4 Wochen

Gerichte für jede Gelegenheit

Getreide-Süßkartoffel-Bratlinge

Eisen, Protein, β-Carotin!

Ca. 8–10 Stück

- *100 g geschroteter Roggen oder Grünkern*
- *35 g Sonnenblumenkerne*
- *50 g feine Haferflocken*
- *1–2 TL Gemüsewürze (S. 135)*
- *350 ml Möhrensaft*
- *300 g Süßkartoffeln*
- *Jodsalz*
- *Pfeffer, frisch gemahlen*
- *Kräuter*
- *Kokosöl zum Braten*

Roggen- bzw. Grünkernschrot, Sonnenblumenkerne und Haferflocken trocken in einem Topf anrösten, bis dass es gut duftet. Die Gemüsewürze und den Möhrensaft unter Rühren dazugießen, die Masse 2–3 Minuten unter gelegentlichem Rühren köcheln lassen und auf der ausgeschalteten Herdplatte mit geschlossenem Deckel ausquellen lassen.
Die Süßkartoffeln schälen, sehr fein raspeln und unter die Masse kneten. Mit den Gewürzen kräftig abschmecken, 8–10 Bratlinge formen und diese in Kokosöl von beiden Seiten knusprig braten.

2–3 Tage

Kartoffel-Erbsen-Taler

Protein

8 Stück

- *500 g mehlige Kartoffeln*
- *80 g tiefgekühlte Erbsen*
- *2 EL Kichererbsenmehl*
- *1½ EL Olivenöl (15 ml)*
- *2 EL gehackte Petersilie*
- *Kräuterjodsalz*
- *2 EL Paniermehl (20 g)*
- *1 TL Hefeflocken (5 g)*
- *Kokosöl*

Kartoffeln abbürsten und in der Schale garen. Dann pellen und stampfen.
Die Erbsen, das Kichererbsenmehl, das Olivenöl und die Petersilie unterkneten und mit dem Kräutersalz kräftig abschmecken. Aus der Masse 8 Taler formen, das Paniermehl mit den Hefeflocken vermischen, die Taler darin wenden und in Kokosöl knusprig braten.

2–3 Tage

Linsen-Couscous-Bällchen

Zink, Protein!

18–20 Bällchen

- *125 g rote Linsen*
- *2 EL Tomatenmark*
- *100 g Couscous*
- *Jodsalz*
- *Zitronensaft*
- *Petersilie*
- *Kreuzkümmel*

Die Linsen in 450 ml Wasser und dem Tomatenmark aufkochen. 10 Minuten garen, dann den Couscous dazugeben und auf der ausgeschalteten Herdplatte mindestens 30 Minuten ausquellen lassen. Evtl. noch etwas Wasser hinzugeben, damit es ein gut formbarer Teig wird.
Den Teig mit den Gewürzen kräftig abschmecken und zu kleinen Bällchen formen. Diese kann man lauwarm oder kalt essen oder auch in der Pfanne braten.

Dazu passt: Möhren-Joghurt-Creme (S. 159)

4–5 Tage

Zitronentofu

Protein!

- *200 g Naturtofu*
- *abgeriebene Schale und Saft von 1 Zitrone*
- *1 Knoblauchzehe*
- *1 EL Dinkelmehl Type 1050*
- *Kokosöl*
- *200 ml Kokosmilch*
- *Jodsalz*
- *Pfeffer, frisch gemahlen*
- *Zitronengras oder Petersilie*

Tofu würfeln. 200 ml Wasser aufkochen, Zitronenabrieb, Zitronensaft, die Knoblauchzehe sowie den gewürfelten Tofu dazugeben und 8–10 Minuten kochen. Den Tofu abgießen, den Sud auffangen. Die Tofuwürfel in Mehl wenden, in Kokosöl anbraten und mit der Kokosmilch ablöschen.
Den Tofu 10 Minuten offen köcheln lassen, etwas von dem Sud zum Würzen dazugeben und mit Salz, Pfeffer und fein gehacktem Zitronengras würzen.

✱ 2 Tage

Räuchertofu mit Sesam

Protein!

- *6 Datteln*
- *200 g Räuchertofu*
- *1 EL Sesamöl*
- *2 cm Ingwer*
- *2 EL Sesam*
- *evtl. Sojasauce*

Die Datteln entkernen. Räuchertofu und Datteln in 3 cm lange feine Stifte schneiden.
Das Sesamöl erhitzen, Räuchertofu und Datteln darin kräftig anbraten. Ingwer in feine Stifte schneiden und mit dem Sesam dazugeben. Weitere 2 Minuten mitbraten. Evtl. mit etwas Sojasauce ablöschen.

Panierter Tofu

Protein, Vitamin B_2!

- *200 g Naturtofu*
- *1–2 EL Sojasauce*
- *1 EL Dinkelvollkornmehl*
- *1 EL Hefeflocken*
- *½ TL Currypulver*
- *½ TL edelsüßes Paprikapulver*
- *3–4 EL Paniermehl*
- *Kokosöl*

Den Tofu der Länge nach in 5 Scheiben schneiden, diese halbieren und mindestens 30 Minuten in der Sojasauce marinieren.
Mehl, Hefeflocken, Curry und Paprikapulver mit 50 ml Wasser verrühren. Die Tofuscheiben erst durch die Würzmischung ziehen und dann in Paniermehl wenden. Anschließend die Tofuscheiben im Kokosöl knusprig braten.

✱ 2–3 Tage

Möhren-Cashew-Gemüse

β-Carotin, Vitamin B_2!

- *500 g Möhren*
- *1 Zwiebel*
- *Kokosöl*
- *1 kleine Banane (80 g)*
- *180 ml Orangensaft*
- *1–2 TL mildes Currypulver*
- *70 g Cashewkerne*
- *Jodsalz*

Die Möhren waschen, putzen und je nach Dicke der Länge nach halbieren. Schräg in 3 cm lange Stifte schneiden. Die Zwiebel abziehen, würfeln und beides in Kokosöl anbraten.
Die Banane schälen, zermusen und mit dem Orangensaft, dem Curry und 50 g der Cashewkerne zu den Möhren geben. Umrühren und bei geschlossenem Deckel 8–10 Minuten bissfest garen.
Restliche Cashewkerne mit 75 ml Wasser aufmixen und dazugeben. Evtl. mit etwas Salz abschmecken.

1 Tag

Weißkohlgemüse

Vitamin C!

- *600 g Weißkohl*
- *1 TL Rapsöl*
- *2 EL Dinkelvollkorngrieß*
- *500 ml Sojadrink*
- *100 g Cremechampignons*
- *Jodsalz*
- *Kümmel*
- *Steinpilzpulver*
- *Noriflocken*
- *Zitronensaft*
- *100 g Räuchertofu*
- *Kokosöl*

Weißkohl waschen, putzen und in sehr feine Streifen schneiden. Das Rapsöl mit einem EL Wasser erhitzen und den Kohl darin andünsten. Den Grieß darüberstreuen und den Sojadrink zugeben. Champignons putzen, sehr fein schneiden, unterrühren und mit geschlossenem Deckel 10–15 Minuten bissfest garen. Gelegentlich umrühren. Den Kohl mit den Gewürzen abschmecken.
Räuchertofu in sehr dünne Scheiben schneiden und in Kokosöl knusprig braten. Auf dem Weißkohl anrichten.

1 Tag

Fenchelgemüse in Tomatensauce

Kalzium!

- *500 g Fenchel*
- *2 Schalotten*
- *1 EL Olivenöl*
- *40 g getrocknete Aprikosen*
- *400 ml Tomatenpassata*
- *1 Knoblauchzehe*
- *Thymian*
- *Jodsalz*
- *Pfeffer, frisch gemahlen*
- *30 g Buchweizen*

Fenchel waschen, putzen und quer zur Wuchsrichtung in feine Scheiben schneiden. Schalotten abziehen und fein würfeln.
Öl mit 1 EL Wasser erhitzen und den Fenchel und die Schalotten darin anbraten.
Die Aprikosen fein würfeln und mit der Tomatenpassata dazugeben. Mit geschlossenem Deckel 15 Minuten dünsten.
Knoblauch abziehen und fein hacken. Das Fenchelgemüse mit Knoblauch und den Gewürzen abschmecken.
Buchweizen trocken in einer Pfanne anrösten und das Gemüse vor dem Servieren damit bestreuen.

* 2 Tage

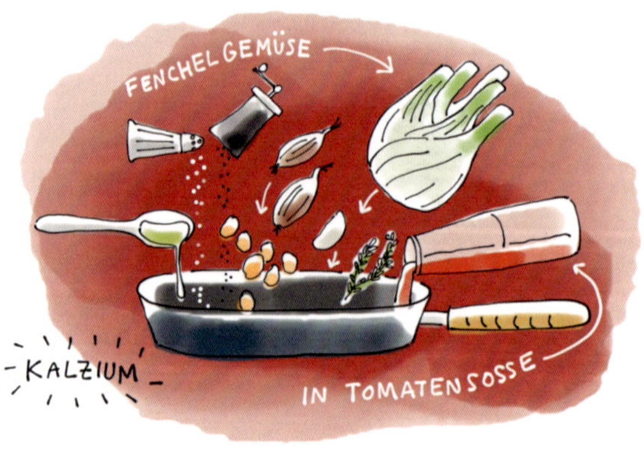

Sauerkraut mit Ajvar

Ballaststoffe, Vitamin C!

- *1 Zwiebel*
- *1 EL Rapsöl*
- *1 Apfel*
- *350 g frisches Sauerkraut*
- *120 g mildes Ajvar*
- *Kreuzkümmel*

Zwiebel abziehen und würfeln. Das Öl mit 1 EL Wasser erhitzen und die Zwiebel darin glasig dünsten.
Den Apfel waschen, grob raspeln, das Sauerkraut etwas klein schneiden und beides dazugeben. Ca. 10 Minuten mit geschlossenem Deckel köcheln lassen. Evtl. etwas Wasser dazugeben.
Den Ajvar unterrühren, kurz erhitzen und das Gericht mit Kreuzkümmel abschmecken.

* 2 Tage

Wirsinggemüse

Folsäure!

- *400 g Wirsing*
- *1 Apfel (100 g)*
- *1 rote Paprika (150 g)*
- *Kokosöl*
- *1 EL Dinkelvollkornmehl*
- *200 ml Kokosmilch*
- *Jodsalz*
- *Pfeffer, frisch gemahlen*
- *abgeriebene Zitronenschale*
- *20 g Kokoschips oder Mandeln*

Wirsing waschen, putzen und in Streifen schneiden. Apfel und Paprika waschen, putzen, entkernen und in Stifte schneiden.
Das Kokosöl erhitzen, Apfel und Paprika darin anbraten, das Mehl darüberstreuen, die Kokosmilch angießen, umrühren und den Wirsing daraufgeben. Geschlossen ca. 10 Minuten bissfest garen.
Mit den Gewürzen und dem Zitronenabrieb abschmecken. Die Kokoschips oder die Mandeln kurz in einer Pfanne trocken rösten und vor dem Servieren darüberstreuen.

*** * 2 Tage

Gemüse aus dem Wok

Vitamin C, Folsäure!

- *2 Knoblauchzehen*
- *2–3 cm Ingwer*
- *100 ml Sojasauce*
- *100 ml Apfelsaft*
- *1 TL Agavendicksaft*
- *700–800 g Gemüse (Paprika, Staudensellerie, Erbsenschoten, Möhren, Kohlrabi, Chinakohl...)*
- *1 EL Sesam- oder Kokosöl*

Knoblauch abziehen und Ingwer waschen. Beides fein schneiden und mit der Sojasauce, dem Apfel- und dem Agavendicksaft verrühren und mindestens 30 Minuten ziehen lassen.
Das Gemüse waschen, putzen und in feine Stifte schneiden.
Das Öl im Wok erhitzen, das Gemüse dazugeben und unter Rühren bissfest garen. Mit der Marinade ablöschen und 1 Minuten weitergaren.

2 Tage

Mediterranes Gemüse

Vitamin C, sekundäre Pflanzenstoffe, Ballaststoffe!

- *250 g Auberginen*
- *1 kleine rote Paprika*
- *1 kleine gelbe Paprika*
- *100 g Tomaten*
- *1 Gemüsezwiebel*
- *2 EL Olivenöl*
- *2–4 cm Ingwer*
- *2 Knoblauchzehen*
- *1 Rosmarinzweig*
- *1 Thymianzweig*
- *1 Lorbeerblatt*

Auberginen, Paprika und Tomaten waschen und putzen. Zwiebel abziehen. Das Gemüse mundgerecht würfeln.
Das Olivenöl mit 2 EL Wasser erhitzen, das Gemüse darin anbraten und mit 100 ml kochendem Wasser ablöschen.
Ingwer waschen. Knoblauch abziehen und beides fein schneiden. Rosmarin, Thymian, das Lorbeerblatt, Ingwer und Knoblauch dazugeben.
Das mediterrane Gemüse mit geschlossenem Deckel ca. 30 Minuten bei geringer Hitze dünsten.

Dazu passt: Ein Dipp aus Sojajoghurt, Leinöl, Zitronensaft und 1 Prise Zimt.

2 Tage

Rahmspinat

Folsäure, Vitamin B_2!

- *1 Zwiebel*
- *1 EL Olivenöl*
- *600 g Blattspinat*
- *50 g Cashewkerne oder Cashewmus*
- *Jodsalz*
- *Knoblauch*
- *Muskatnuss*

Zwiebel abziehen und würfeln. Öl mit 1 EL Wasser erhitzen und die Zwiebel darin glasig dünsten. Den Spinat waschen, putzen, grob schneiden, dazugeben und 4–5 Minuten garen.
Cashewkerne bzw. Cashewmus mit 200 ml heißem Wasser aufmixen, unter den Spinat rühren, noch einmal aufkochen und mit Salz, Knoblauch und Muskatnuss fein würzen.

Tipp: Die Verfügbarkeit von Vitamin B_2 aus den Cashewkernen erhöht sich, wenn diese länger eingeweicht werden.

Reis mit Linsen

Protein, Ballaststoffe!

- *50 g Beluga-Linsen*
- *100 g Vollkornreis*
- *2 EL Rosinen (30 g)*
- *50 ml Apfelsaft*
- *1 kleine Gemüsezwiebel (80 g)*
- *1 Apfel (80 g)*
- *Kokosöl*
- *Jodsalz*
- *Currypulver oder Kreuzkümmel*

Linsen und Reis jeweils in einen Topf geben, mit Wasser bedecken und getrennt garen.
Rosinen in Apfelsaft einweichen. Zwiebel abziehen. Apfel waschen und entkernen. Zwiebel und Apfel fein würfeln, in Kokosöl anbraten und mit den eingeweichten Rosinen ablöschen.
Die Linsen in einem Sieb abspülen und mit dem gegarten Reis zu der Apfelmischung geben. Kurz mitbraten und mit den Gewürzen fein abschmecken.

2 Tage

Dal

Eisen, Protein, Zink!

- *125 g rote Linsen*
- *1 Knoblauchzehe*
- *½ TL Kurkuma*
- *½ TL Jodsalz*
- *1 Zwiebel*
- *1 EL Kokosöl*
- *1 TL Kreuzkümmel*
- *4 EL Petersilie*
- *1 EL Minze*

Die Linsen mit 400 ml Wasser aufsetzen. Knoblauch abziehen. Kurkuma, Salz und Knoblauch hinzufügen, 15 Minuten köcheln und auf der ausgeschalteten Herdpatte weitere 15 Minuten ausquellen lassen.
Zwiebel abziehen und in feine Streifen schneiden. In Kokosöl glasig dünsten. Kreuzkümmel trocken in einer Pfanne rösten und mit der Zwiebel zu den Linsen geben. Die Konsistenz sollte cremig sein. Die Kräuter kurz vor dem Servieren unterziehen.

Tipp: Verrühren Sie 2 EL Leinöl mit ½ TL Paprikapulver und geben Sie die Mischung über den Dal.

2 Tage

Kartoffelmus

Eisen, Vitamin C!

- *500 g mehlige Kartoffeln*
- *Jodsalz*
- *100 ml Hafer-Cuisine*
- *3 getrocknete Tomaten in Öl*
- *10 Oliven ohne Stein*
- *1 Bund glatte Petersilie*
- *2 EL Olivenöl*

Kartoffeln schälen, in wenig Salzwasser garen, dann die Hafer-Cuisine dazugeben und zu einem Mus stampfen. Tomaten und Oliven fein schneiden und unterheben. Die Petersilie waschen, zupfen und mit dem Öl fein pürieren. Das Petersilienöl kurz vor dem Servieren mit einer Gabel durch das Kartoffelmus ziehen.

1 Tag

Gelbe-Erbsen-Püree

Protein, B-Vitamine!

- *300 g gelbe Erbsen*
- *1 Lorbeerblatt*
- *2 Knoblauchzehen*
- *2 EL Olivenöl*
- *2 EL Leinöl*
- *Jodsalz*
- *grüner Pfeffer*
- *2 Zwiebeln oder ½ Bund Frühlingszwiebeln*
- *Kokosöl*

Erbsen in 1 Liter Wasser über Nacht einweichen. Erbsen mit dem Lorbeerblatt und dem Knoblauch 30 Minuten garen und weitere 30 Minuten auf der ausgeschalteten Herdplatte ausquellen lassen.
Das Wasser abgießen und auffangen, das Lorbeerblatt entfernen und die Erbsen mit Olivenöl und Leinöl pürieren, evtl. die Konsistenz mit dem aufgefangenen Wasser einstellen und mit den Gewürzen abschmecken.
Die Zwiebeln abziehen, in feine Ringe schneiden und in Kokosöl anbraten. Kurz vor dem Servieren über das Püree geben.

* 2 Tage

Süßkartoffelmus

β-Carotin, Ballaststoffe!

- *4 getrocknete Pflaumen*
- *400 g Süßkartoffeln*
- *100 g Möhre*
- *50 g rote Linsen*
- *1–2 EL Leinöl mit DHA*
- *Jodsalz*
- *Pfeffer, frisch gemahlen*
- *Chili*
- *evtl. Zimt und/oder Kreuzkümmel*

Die Pflaumen klein schneiden und in etwas Wasser einweichen.
Süßkartoffeln schälen und Möhre waschen. Beides würfeln und mit den Linsen in 200 ml Wasser garen. Anschließend grob pürieren oder stampfen.
Das Öl und die abgetropften Pflaumen unterziehen und mit den Gewürzen kräftig abschmecken.

* 2 Tage

Kartoffel-Avocado-Püree

Vitamin C, Ballaststoffe!

- *400 g mehlige Kartoffeln*
- *Jodsalz*
- *200 g Hokkaido-Kürbis*
- *1 Avocado*

Kartoffeln schälen und in wenig Salzwasser weich garen.
Den Kürbis waschen, entkernen, klein schneiden, bissfest dämpfen und mit der Avocado fein pürieren.
Die Kartoffeln fein stampfen und das Kürbis-Avocado-Mus mit einer Gabel unterziehen, so dass es sich nicht vollständig vermischt.

2 Tage

Béchamel-Kartoffeln

Protein, Vitamin C, Eisen!

- *600 g festkochende Kartoffeln*
- *150 ml Gemüsebrühe oder Gemüsewasser*
- *100 ml Hafer-Cuisine*
- *100 ml Haferdrink*
- *2 EL Reis- oder Hirsemehl (30 g)*
- *1 TL Hefeflocken*
- *½ TL Senf*
- *Jodsalz*
- *Muskatnuss*
- *Zitronensaft*
- *4 EL gehackte Petersilie*
- *1 EL Rapsöl (10 g)*

Kartoffeln in der Schale garen und pellen.
Gemüsebrühe, Hafer-Cuisine, Haferdrink und Reismehl in einen Topf geben und unter Rühren 2–3 Minuten köcheln lassen.
Hefeflocken und Senf dazugeben und mit den Gewürzen fein abschmecken.
Zum Schluss die Petersilie und das Öl einrühren und die Sauce mit den Kartoffeln vermischen.

2 Tage

Bröselkartoffeln

Vitamin C, Protein!

- *600 g festkochende Kartoffeln*
- *30 g Paniermehl*
- *30 g Hanfsamen*
- *¼ TL Jodsalz*
- *1 Msp. geräuchertes Paprikapulver*
- *Olivenöl*

Kartoffeln waschen, garen, der Länge nach vierteln oder gegebenenfalls achteln.
Paniermehl, Hanfsamen, Salz und Paprikapulver vermischen. Olivenöl in einer Pfanne erhitzen, die Kartoffeln darin wenden und mit der Paniermehl-Mischung bestreuen. Evtl. noch ein wenig Olivenöl dazugeben.

2 Tage

Polenta-Schnitten

Protein!

8 Stück

- *60 g Cashewkerne oder Cashewmus*
- *400 ml Gemüsebrühe*
- *100 g Polenta*
- *100 g Kartoffeln*
- *1 EL Hefeflocken*
- *1 TL edelsüßes Paprikapulver*
- *Jodsalz*
- *2 EL Olivenöl*
- *2 EL Paniermehl*

Cashewkerne oder -mus mit der Brühe aufmixen und mit der Polenta unter Rühren zum Kochen bringen und 2–3 Minuten köcheln lassen.
Den Backofen auf 180 °C vorheizen. Kartoffeln waschen, schälen und fein reiben. Kartoffeln, Hefeflocken, Paprikapulver und Salz unter die Polentamasse rühren.
Eine Auflaufform (20x20 cm) mit 1 EL Olivenöl ausstreichen und mit 1 EL Paniermehl ausstreuen, die Masse darauf geben und glatt streichen und mit dem restlichen Olivenöl bestreichen und dem restlichen Paniermehl bestreuen. 30 Minuten backen.

3 Tage

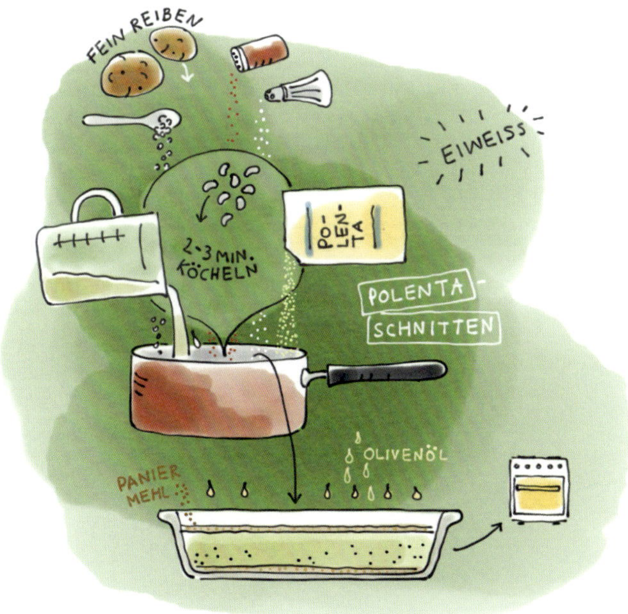

Italienische Bohnensuppe

Protein, B-Vitamine, Folsäure!

- *100 g kleine weiße Bohnen*
- *1 Schalotte*
- *1 Knoblauchzehe*
- *1 Lorbeerblatt*
- *1 Gemüsezwiebel*
- *1 Möhre*
- *1 Lauchstange*
- *1 Staudenselleriestange*
- *4 gehäutete Tomaten*
- *2 EL Olivenöl*
- *500 ml Gemüsebrühe*
- *150 g Wirsing oder Spitzkohl*
- *1 Rosmarinzweig*
- *1 Thymianzweig*
- *Jodsalz*
- *Pfeffer, frisch gemahlen*

Die Bohnen in 400 ml Wasser über Nacht einweichen.
Schalotte und Knoblauch abziehen. Lorbeerblatt, Knoblauch und Schalotte hinzufügen und ca. 1 Stunde weich garen. Das Lorbeerblatt herausnehmen und die Hälfte der Bohnen mit der Flüssigkeit pürieren.
Die Zwiebel abziehen. Das Gemüse waschen, putzen und sehr fein schneiden. Gehäutete Tomaten klein schneiden. Olivenöl mit 2 EL Wasser erhitzen, die Zwiebel und das kleingeschnittene Gemüse andünsten und mit der Gemüsebrühe ablöschen.
Den Kohl waschen, putzen, fein schneiden und mit den pürierten Bohnen, den ganzen Bohnen, dem Rosmarin und dem Thymianzweig zu der Suppe geben und bei kleiner Hitze 15 Minuten köcheln lassen.
Den Rosmarin- und den Thymianzweig herausnehmen und die Suppe kräftig mit Salz und Pfeffer abschmecken.

Dazu passt: Geröstetes Roggenbrot mit Knoblauch eingerieben und Olivenöl bestrichen.

2 Tage

Risotto mit Kürbis und Kastanien

Ballaststoffe!

- *350 g Hokkaido-Kürbis*
- *35 g Margarine*
- *1 TL Olivenöl*
- *170 g Risotto-Reis*
- *700 ml heiße Gemüsebrühe*
- *150 g gegarte Kastanien*
- *1 TL Olivenöl*
- *Thymian*
- *Jodsalz*
- *grober, schwarzer Pfeffer*

Kürbis waschen, entkernen und in kleine Würfel schneiden. Margarine und Öl erhitzen und den Kürbis darin andünsten.
Den Reis hinzufügen und kurz mit anschwitzen. Nach und nach die heiße Gemüsebrühe unterrühren, so dass der Reis gerade knapp bedeckt ist. Unter Rühren weiter köcheln lassen. Wenn die Flüssigkeit aufgesogen ist, erneut Brühe dazugeben. So weiter verfahren, bis die Brühe aufgebraucht und der Reis gar ist.
Die Kastanien in Scheiben schneiden und in Olivenöl leicht anbraten. Mit Thymian und Salz würzen und vor dem Servieren über das Risotto geben.
Mit schwarzem Pfeffer bestreuen.

2 Tage

Gemüsehirse

Eisen!

- *125 g Hirse*
- *350 ml Gemüsebrühe*
- *½ Salatgurke*
- *400 g Möhren*
- *Jodsalz*
- *Zitronenmelisse*
- *Minze*
- *2 EL Olivenöl*

Für die Sauce:

- *100 g Sojajoghurt*
- *100 g Soja-Frischkäse (S. 125)*
- *2 EL Zitronensaft*
- *3 EL Dill*
- *Kräuterjodsalz*
- *Knoblauch*

Hirse in einem Sieb mit heißem Wasser durchspülen und in einem großen Topf unter Rühren und Hitzezufuhr trocken andarren, bis sie würzig duftet. Die heiße Gemüsebrühe angießen und die Hirse 15 Minuten bei geschlossenem Deckel köcheln.
Gurke und Möhren waschen, putzen und in 2 cm lange Stifte schneiden.
Zu der Hirse dazugeben und weitere 10 Minuten garen. Die Hirse mit Salz, Zitronenmelisse und Minze abschmecken und mit dem Olivenöl verfeinern.
Für die Sauce alle Zutaten glatt rühren und kräftig abschmecken.

1–2 Tage

Ofengemüse mit Joghurtcreme

Eisen, Protein, Omega-3-Fettsäuren!

- *300 g Kartoffeln*
- *1 rote Paprika*
- *2 EL Olivenöl*
- *Jodsalz*
- *Pfeffer, frisch gemahlen*
- *Chili*
- *250 ml Gemüsebrühe*
- *80 g rote Linsen*
- *Knoblauch*
- *Essig*
- *150 g tiefgekühlter Blattspinat*

Für die Joghurtcreme:

- *125 g Sojajoghurt*
- *1 TL Leinöl mit DHA*
- *1 TL Nori-Flocken*
- *2 EL Petersilie*
- *Kräuterjodsalz*
- *Zitronensaft*

Den Backofen auf 220 °C vorheizen. Kartoffeln waschen und in Würfel schneiden. Paprika waschen, putzen und in größere Stücke schneiden. Beides in einer Auflaufform mit Öl, Salz, Pfeffer und Chili vermischen und 20–25 Minuten im Backofen schmoren.
Die Gemüsebrühe zum Kochen bringen, die Linsen zugeben und 10 Minuten köcheln lassen. Auf der ausgeschalteten Herdplatte 10 Minuten ausquellen lassen und mit Knoblauch und Essig abschmecken.
Den Spinat zum Auftauen auf die Linsen legen. Sobald der Spinat aufgetaut ist, die Linsen-Spinat-Mischung auf die Kartoffeln geben und weitere 15 Minuten im Ofen schmoren.
Die Zutaten für die Joghurtcreme verrühren und zum Ofengemüse servieren.

❄ 2 Tage

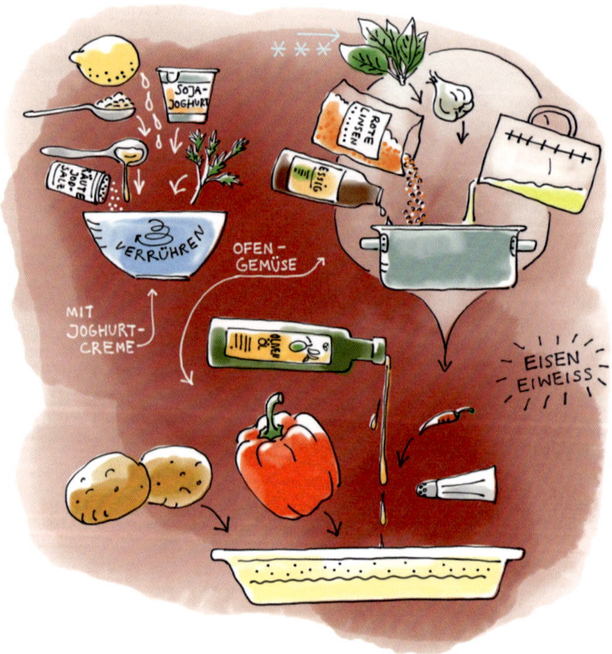

Nudeln in Tomatensauce

Protein, B-Vitamine, Vitamin C, Ballaststoffe!

- *200 g Zucchini*
- *200 g Paprika*
- *1 Zwiebel*
- *2 EL Olivenöl*
- *400 ml Tomatenpassata*
- *350 ml Gemüsebrühe*
- *250 g kleine Vollkornnudeln*
- *20 g schwarze Oliven*
- *30 ml Hafer-Cuisine*
- *Jodsalz*
- *Pfeffer, frisch gemahlen*
- *Oregano*
- *Knoblauch*

Die Zucchini und die Paprika waschen, putzen und in mundgerechte Stücke schneiden. Die Zwiebel abziehen und würfeln. Das Olivenöl mit 2 EL Wasser in einer Großraumpfanne erhitzen, das Gemüse und die Zwiebel darin anbraten. Die Passata, die Brühe und die Nudeln dazugeben, umrühren und mit geschlossenem Deckel und gelegentlichem Umrühren ca. 20 Minuten garen, bis die Nudeln bissfest gegart sind und die Flüssigkeit fast aufgesogen ist.
Die Oliven klein schneiden und mit der Hafer-Cuisine unter die Nudeln rühren. Mit den Gewürzen kräftig abschmecken.
Alles in einem Topf gekocht – perfekt in der Stillzeit!

2 Tage

Nudeln mit Champignons

B-Vitamine!

- *400 g Champignons*
- *1 Zwiebel*
- *250 g Vollkorn-Spaghetti*
- *500 ml Gemüsebrühe*
- *250 ml Sojadrink*
- *Pfeffer, frisch gemahlen*
- *Jodsalz*
- *Knoblauch*
- *½ Bund glatte Petersilie*
- *2 EL Olivenöl*

Die Champignons putzen und in Scheiben schneiden. Die Zwiebel abziehen und würfeln. Pilze und Zwiebel in einer hohen Pfanne ohne Fettzugabe anbraten. Die Spaghetti, die Gemüsebrühe und den Sojadrink dazugeben und mit geschlossenem Deckel und gelegentlichem Umrühren ca. 20 Minuten garen, bis die Spaghetti bissfest sind und die Flüssigkeit fast aufgesogen ist. Mit den Gewürzen abschmecken.
Petersilie waschen, zupfen und klein schneiden. Kurz vor dem Servieren Olivenöl und Petersilie unterrühren.
Schmeckt besonders gut bestreut mit Mandelstreu (S. 135).

2 Tage

Nudel-Baukasten für kreative Einhänder

- *400–500 g mundgerecht geschnittenes Gemüse*
- *250 g Vollkornnudeln*
- *700 ml Wasser oder Brühe*

oder 750 ml Mischung aus:

- *350 ml Wasser, Brühe + 400 ml Tomatenpassata/Pflanzendrink*

oder

- *550 ml Wasser, Brühe + 200 ml Kokosmilch oder Hafer-Cuisine*
- *Jodsalz, Kräuter, getrocknete Tomaten, Oliven*
- *2 EL Öl (Olive, Raps, Walnuss, Sesam)*

Zubereitung siehe Seite 151

Wintereintopf

- *100 g Schalotten*
- *200 g Möhren*
- *200 g Petersilienwurzeln*
- *200 g Steckrübe*
- *100 g Sellerie*
- *3 EL Olivenöl*
- *200 ml Tomatenpassata*
- *1 Glas Kichererbsen (210 g Abtropfgewicht)*
- *1 kleine Zimtstange*
- *20 g Rosinen*
- *Chiliflocken*
- *Jodsalz*
- *Pfeffer, frisch gemahlen*
- *25 g schwarze, kräftige Oliven*
- *20 g Pinienkerne*

Den Backofen auf 180 °C vorheizen. Die Schalotten abziehen. Das Gemüse waschen bzw. schälen und putzen. Schalotten und Gemüse in mundgerechte Stücke schneiden.
Das Olivenöl mit 3 EL Wasser in einer ofenfesten Großraumpfanne erhitzen und Gemüse und Schalotte darin anbraten. Dann Tomatenpassata, Kichererbsen samt Sud und 150 ml Wasser hinzufügen. Die Zimtstange und die Rosinen dazugeben und kräftig würzen.
Den Eintopf 45 Minuten in den Ofen geben. Dann die Oliven und die Pinienkerne unterrühren und weitere 15 Minuten im Ofen garen.
Vor dem Servieren die Zimtstange herausnehmen.

*** * 2 Tage

Tipp: Hier lohnt es sich, die doppelte Menge zuzubereiten!

Kleinigkeiten

Müslischnitten

Eisen, Magnesium!

Ca. 50 Stück
- *150 g getrocknete Aprikosen*
- *40 g entkernte Datteln*
- *100 g Walnusskerne*
- *2 Bananen (200 g)*
- *1 Apfel (100 g)*
- *250 ml Haferdrink*
- *100 ml Rapsöl*
- *225 g Dinkelvollkornmehl*
- *50 g gepoppter Amaranth*
- *50 g feine Haferflocken*
- *1 Prise Weinsteinbackpulver*

Den Backofen auf 180 °C vorheizen. Die Aprikosen, Datteln und Walnüsse fein schneiden.
Die Bananen schälen und den Apfel waschen, entkernen und grob zerkleinern. Bananen und Apfel mit dem Haferdrink und Öl aufmixen. Alles mit den restlichen Zutaten verrühren und auf ein mit Backpapier ausgelegtes Backblech streichen. 35–40 Minuten backen, auskühlen lassen und in 5x5 cm große Stücke schneiden.

5–6 Tage

Schokoknusper

Magnesium, Kalzium!

Ca. 50 Stück
- *70 g Kakaobutter*
- *50 g Kokosöl mit DHA*
- *50 g ungesüßtes Kakaopulver*
- *120 g Haselnussmus*
- *80 g Agavendicksaft*
- *80 g gepoppter Amaranth*
- *80 g gepopptes Quinoa*

Kakaobutter und Kokosöl vorsichtig schmelzen. Kakaopulver, Haselnussmus und Agavendicksaft unterrühren, dann Amaranth und Quinoa dazugeben.
Die Masse 10 Minuten ziehen lassen und auf ein mit Backpapier ausgelegtes Blech 1 cm dick glatt streichen. Aushärten lassen und in 5x5 cm große Quadrate schneiden.

mehrere Wochen

Kernbeißer

Eisen, Ballaststoffe!

75 Stück

- *125 g Zuckerrübensirup*
- *175 g Margarine*
- *300 g feine Haferflocken*
- *125 g Kürbiskerne*
- *125 g Sesam*
- *125 g Chia-Samen*
- *125 g Sonnenblumenkerne*
- *30 g Chia-Mehl*

Zuckerrübensirup und Margarine schmelzen und kurz aufkochen. Die restlichen Zutaten unterrühren. Die Masse auf ein mit Backpapier ausgelegtes Blech streichen und 15 Minuten ziehen lassen.

Den Backofen auf 200 °C vorheizen und die Kernbeißer 15–20 Minuten backen. Nach dem Auskühlen in 4x4 cm große Quadrate schneiden.

Tipp: Die beim Schneiden entstehenden Krümel sind wunderbar auf dem Müsli.

mehrere Wochen

Erdnusskekse

Zink!

18 Stück

- *2 EL Dinkelmehl Type 1050 (30 g)*
- *1 TL Weinsteinbackpulver*
- *1 TL Rapsöl*
- *70 g Margarine*
- *80 g Rohrohrzucker*
- *120 g Erdnussmus aus gerösteten Erdnüssen*
- *180 g Dinkelvollkornmehl*
- *3 EL Hafer-Cuisine*
- *50 g gesalzene Erdnüsse*

Das Dinkelmehl Type 1050 mit Weinsteinbackpulver, Rapsöl und 2 EL Wasser verrühren. Anschließend mit den restlichen Zutaten (bis auf die gesalzenen Erdnüsse) zu einem geschmeidigen Teig verkneten.

Den Backofen auf 180 °C vorheizen.

Aus dem Teig 18 walnussgroße Kugeln formen, mit den Händen flach drücken (Ø 7–8 cm) und auf jeden Keks 4–5 Erdnüsse andrücken.

Die Erdnusskekse 20–25 Minuten backen.

2 Wochen

Bananenpfannkuchen

Kalzium, Magnesium!

8 Stück

> *1 große Banane (140 g)*
> *100 g Dinkelvollkornmehl*
> *40 g feine Haferflocken*
> *1 TL Weinsteinbackpulver*
> *100 ml Sojadrink (mit Kalzium angereichert)*
> *100 ml Sprudelwasser*
> *Kokosöl zum Ausbacken*

Die Banane schälen, in dünne Scheiben schneiden und mit den restlichen Zutaten verrühren.
Das Kokosöl erhitzen, 1 EL Teig in die Pfanne geben und etwas flach drücken. Sobald der Pfannkuchen Blasen wirft, umdrehen und zu Ende backen.

Apfel-Pfannkuchen aus dem Ofen

Ballaststoffe, Protein!

> *4 Boskop-Äpfel*
> *½ TL Zimt*
> *1 EL Vollrohrzucker*
> *1 TL Zitronensaft*
> *100 g Dinkelvollkornmehl*
> *20 g Vollsojamehl*
> *40 g gemahlene Mandeln*
> *½ Päckchen Weinsteinbackpulver*
> *1 Päckchen Vanillezucker*
> *100 ml Hafer-Cuisine*
> *200 ml Sprudelwasser*

Den Backofen auf 220 °C vorheizen.
Die Äpfel waschen, entkernen, in dünne Scheiben schneiden und in einer Auflaufform verteilen. Mit Zimt und Zucker bestreuen und mit Zitronensaft beträufeln. 20 Minuten backen.
Die restlichen Zutaten zu einem glatten, flüssigen Teig verrühren und über die heißen Äpfel gießen. Den Backofen auf 180 °C herunterstellen und Apfel-Pfannkuchen weitere 20 Minuten backen.
Schmeckt heiß aus dem Ofen oder kalt, mit Eis oder Joghurt.

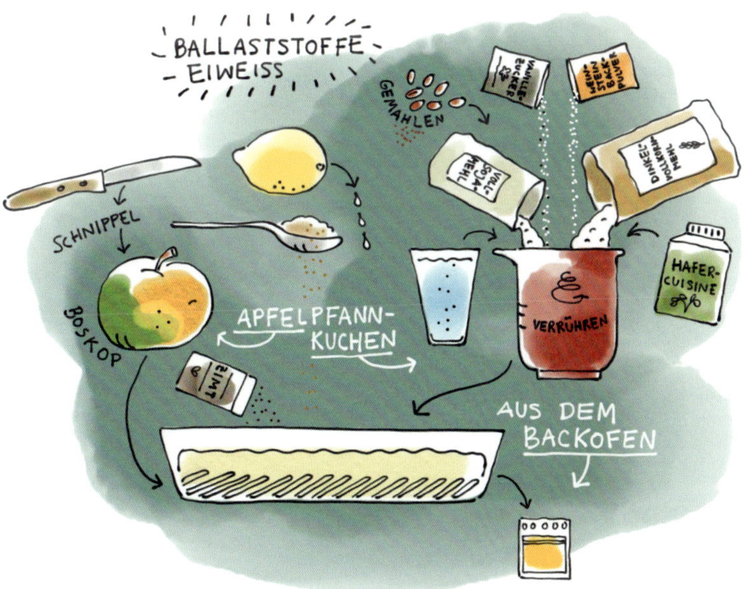

Roggenstängli

Eisen!

12–14 Stück

- *150 g Roggenvollkornmehl*
- *2 EL Dinkelmehl Type 1050*
- *½ TL Weinsteinbackpulver*
- *½ TL Rapsöl*
- *1 ½ TL Schwarzkümmel*
- *½ TL Jodsalz*
- *50 g Margarine*

Roggenvollkornmehl mit 100 ml Wasser verkneten und mindestens 1 Stunde ruhen lassen (lieber etwas länger!).
Den Backofen auf 180 °C vorheizen.
Dinkelmehl mit dem Backpulver, dem Öl und 2 EL Wasser verrühren und mit den restlichen Zutaten unter den Roggenteig kneten. Evtl. die Knethaken vom Handmixer benutzen.
Aus dem Teig 12–14 Kugeln formen und diese zu 10 cm langen Stängli rollen und auf ein mit Backpapier ausgelegtes Backblech geben
Die Roggenstängli 30–35 Minuten backen.

2 Tage

Bananen-Schoko-Drink

Magnesium, Kalzium!

- *2–3 Bananen (250 g)*
- *1 Avocado*
- *600 ml Haferdrink*
- *40 g Schokolade*

Die Bananen schälen. Alle Zutaten miteinander aufmixen.

Tipp: Ohne Turbomixer 2 EL Kakao und 1 EL Leinöl statt der Schokolade verwenden.

Grüner Smoothie

Folsäure!

- *120 g Feldsalat*
- *80 g Banane*
- *80 g Birne*
- *500 ml Ananas- oder Apfelsaft*
- *2 EL Leinöl mit DHA*
- *Ingwer*
- *Zitronensaft*

Feldsalat waschen, putzen und trocken schütteln. Banane schälen. Birne waschen und entkernen. Alle Zutaten aufmixen und mit den Gewürzen abschmecken.

Erdbeer-Avocado-Salat

Vitamin B_2, Vitamin C, Eisen!

- *300 g Erdbeeren*
- *1–2 Avocado*
- *Zitronensaft*
- *Agavendicksaft*
- *100 g Dinkelkeimlinge*

Erdbeeren waschen und putzen. Avocados entsteinen und schälen. Erdbeeren und Avocados in mundgerechte Stücke schneiden und mit Zitronensaft und Agavendicksaft abschmecken.
Die Dinkelkeimlinge 1 Minute in kochendem Wasser blanchieren, mit kaltem Wasser abschrecken und über den Salat geben.

Tofu-Cashew-Creme

Vitamine!

- *1 Banane*
- *100 g Naturtofu*
- *40 g Cashewkerne*
- *20 ml Orangensaft*
- *20 ml Zitronensaft*
- *1 EL Leinöl*
- *Vanille*
- *Agavendicksaft*
- *300 g frisches Obst (z. B. Erdbeeren, Himbeeren, Blaubeeren)*

Die Banane schälen. Den Tofu, die Cashewkernen, den Orangen- und Zitronensaft, die Banane und das Öl cremig pürieren. Mit den Gewürzen abschmecken.
Das Obst waschen. Die Tofu-Cashew-Creme mit frischem Obst servieren.

2 Tage

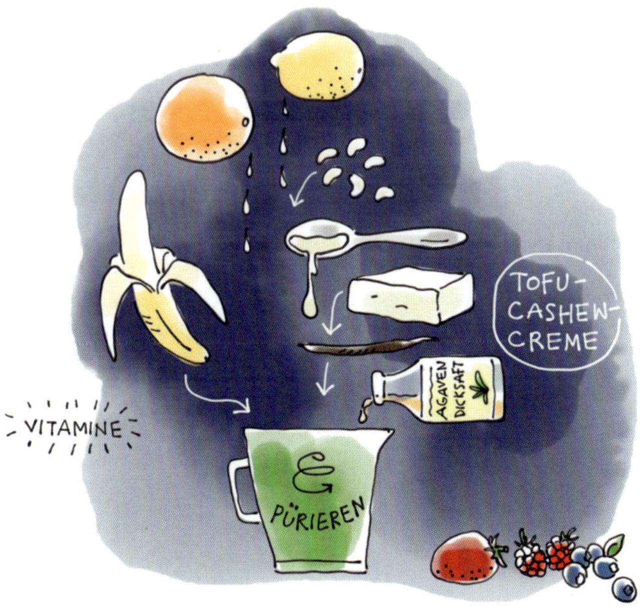

Stracciatella-Pudding

Eiweiß, Kalzium!

- *500 g ungesüßter Sojajoghurt*
- *500 ml Haferdrink (mit Kalzium angereichert)*
- *1 Päckchen Vanille-Puddingpulver*
- *2 EL Rohrohrzucker*
- *50 g weißes Mandelmus*
- *15 g vegane Schokolade*

Den Joghurt mindestens 12 Stunden abtropfen lassen (S. 125).
400 ml Haferdrink aufkochen, restlichen Haferdrink mit dem Puddingpulver und dem Zucker anrühren, in den kochenden Haferdrink einrühren und einmal aufkochen lassen. Den Topf von der Herdplatte nehmen und das Mandelmus untermischen.
Den abgetropften Joghurt mit einem Schneebesen in den noch warmen Pudding einrühren und den Pudding kalt stellen. Die Schokolade fein hacken und unter den abgekühlten Pudding ziehen.

Tipp: Statt der Schokolade den Pudding mit Himbeeren oder Erdbeeren schichten.

2–3 Tage

Haselnuss-Couscous

Kalzium!

- *100 g Trockenfrüchte (Pflaume, Aprikose, Cranberry)*
- *100 ml Apfelsaft*
- *1 kleine Zimtstange*
- *evtl. Ingwer*
- *500 ml Haferdrink (mit Kalzium angereichert)*
- *40 g Haselnussmus*
- *1 Päckchen Vanillezucker*
- *150 g Couscous*
- *abgeriebene Orangenschale*

Die Trockenfrüchte im Apfelsaft kurz einweichen, mit der Zimtstange 15 Minuten köcheln lassen und evtl. mit Ingwer abschmecken.
Den Haferdrink aufkochen, das Haselnussmus und den Vanillezucker einrühren. Den Couscous unterrühren und auf der ausgeschalteten Herdplatte 10–15 Minuten quellen lassen. Mit der Orangenschale abschmecken.
Den Haselnuss-Couscous warm oder abgekühlt mit dem Trockenfrucht-Kompott servieren.

Tipp: Schmeckt gut mit flüssiger oder geschlagener Soja-Cuisine.

2–3 Tage

Leichte Hauptmahlzeit

Kräuter-Tofu-Creme

Protein, Zink!

- *500 g Sojajoghurt*
- *100 g Naturtofu*
- *2 EL Leinöl mit DHA*
- *1–2 EL Zitronensaft*
- *4 EL gemischte Kräuter*
- *Kräuterjodsalz*
- *Knoblauch*

Den Joghurt mindestens 12 Stunden abtropfen lassen (S. 125).
Anschließend den abgetropften Joghurt mit Tofu, Leinöl und Zitronensaft fein pürieren. Die Kräuter unterziehen und mit Kräutersalz und Knoblauch abschmecken.

3 Tage

Möhren-Joghurt-Creme

Omega-3-Fettsäuren, Zink, Protein!

- *500 g Sojajoghurt*
- *2 große Möhren (350 g)*
- *6 Walnüsse*
- *2 EL Olivenöl*
- *Jodsalz*
- *Knoblauch*
- *Zitronensaft*

Den Joghurt mindestens 12 Stunden abtropfen lassen (S. 125).
Die Möhren waschen, putzen und im Ganzen bissfest dämpfen. Mit kaltem Wasser abschrecken und dann grob raspeln. Die Walnüsse knacken, schälen und grob hacken.
Den Joghurt mit Olivenöl verrühren, die Möhren und die Walnüsse unterziehen und mit den Gewürzen abschmecken

3 Tage

Räuchertofu-Creme

Jod, Protein!

- *100 g Räuchertofu*
- *100 g Naturtofu*
- *2 EL Olivenöl*
- *1 EL Leinöl*
- *1 TL Nori-Flocken*
- *Zitronensaft*
- *Jodsalz*

Beide Tofusorten mit der Gabel sehr fein zerkrümeln. Mit dem Öl und den Nori-Flocken cremig rühren. Mit Zitronensaft und Salz abschmecken.

3 Tage

Avocadocreme

Eisen, Zink!

- *40 g Hirse*
- *40 g rote Linsen*
- *1 Avocado*
- *Zitronensaft*
- *Jodsalz*
- *Petersilie*
- *Minze*

Hirse und Linsen in 160 ml Wasser 10–15 Minuten garen und auf der ausgeschalteten Herdplatte 15 Minuten ausquellen lassen.
Die Avocado entkernen, schälen und mit der Gabel verkneten. Das Avocadomus unter Hirse und Linsen unterrühren. Mit den Gewürzen und Kräutern abschmecken.

1 Tag

Kürbis-Cashew-Creme

β-Carotin, Zink!

- *125 g Kürbis*
- *3 getrocknete Mangoschnitze*
- *30 g ungeröstetes Cashewmus*
- *Zitronensaft*
- *Currypulver*
- *Jodsalz*

Den Kürbis waschen, entkernen und klein schneiden. Mango klein schneiden und zusammen mit dem Kürbisfruchtfleisch in 30 ml Wasser weich dünsten. Evtl. das überstehende Wasser abgießen, Kürbis und Mango fein pürieren. Das Cashewmus unterziehen und mit Zitronensaft und den Gewürzen kräftig abschmecken.

3 Tage

Tomaten-Walnuss-Pizza

Omega-3-Fettsäuren!

- *½ Würfel Hefe*
- *Jodsalz*
- *200 g Dinkelvollkornmehl*
- *3 EL Olivenöl*
- *75 g Tomatenmark*
- *Knoblauch*
- *Agavendicksaft*
- *400 g Kirschtomaten*
- *75 g Walnusskerne*
- *1 TL Puderzucker*
- *1–2 Rosmarinzweige*

Hefe und ½ TL Salz in ca. 120 ml lauwarmem Wasser auflösen. Das Mehl und zum Schluss 1 EL Olivenöl unterkneten und 1–2 Minuten kneten, die Konsistenz evtl. mit Wasser oder Mehl korrigieren. Weitere 8 Minuten zu einem geschmeidigen Teig kneten.

Den Teig 30 Minuten abgedeckt gehen lassen, bis sich das Volumen verdoppelt hat. Anschließend den Teig kräftig durchkneten, kreisförmig (Ø 28 cm) ausrollen und auf ein mit Backpapier ausgelegtes Blech legen.
Tomatenmark mit 2 EL Olivenöl glatt rühren und mit den Gewürzen abschmecken, den Teig damit bestreichen. Tomaten waschen, halbieren, Stielansatz herausschneiden und mit der Schnittfläche nach oben auf dem Teig verteilen. Walnüsse grob schneiden und zwischen den Tomaten verteilen. Puderzucker in ein Sieb geben und die Pizza sehr fein damit bestäuben. Die Rosmarinzweige darauflegen.
Den Backofen auf 200 °C vorheizen.
Die Tomaten-Walnuss-Pizza 10 Minuten gehen lassen und anschließend 20 Minuten backen.

  2 Tage

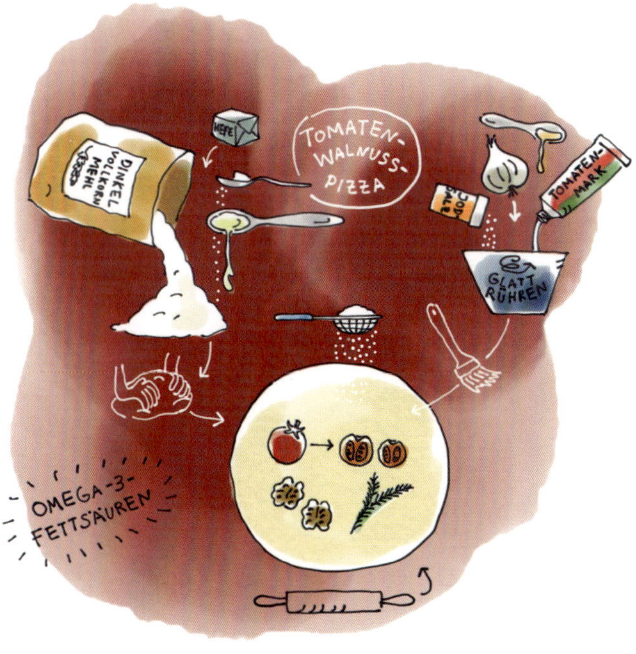

Gemüsequiche

Kalzium, Protein!

- *300 g Dinkelvollkornmehl*
- *½ TL Jodsalz*
- *150 g Margarine*
- *800 g Gemüse*
- *1 EL Olivenöl*
- *120 g Kichererbsenmehl*
- *200 ml Hafer-Cuisine*
- *Jodsalz*
- *Pfeffer, frisch gemahlen*
- *Kräuter*
- *4 EL Mandelstreu (S. 135)*

Aus Mehl, Salz, Margarine und 2–4 EL kaltem Wasser einen festen Mürbeteig kneten, ausrollen und in eine mit Backpapier ausgelegte Spring- oder Quicheform geben. Den Teig mindestens 30 Minuten kalt stellen.
Das Gemüse waschen, putzen, in mundgerechte Stücke schneiden und im Olivenöl bissfest dünsten.
Das Kichererbsenmehl mit 140 ml Wasser und Hafer-Cuisine verquirlen und kräftig würzen.
Den Backofen auf 180 °C vorheizen.
Den Boden der Quicheform mit 2 EL Mandelstreu bestreuen, das Gemüse mit der Kichererbsen-Mischung verrühren, gleichmäßig auf dem Boden verteilen und mit dem restlichen Mandelstreu bestreuen.
Die Gemüsequiche 30–40 Minuten backen.

2 Tage

Hirsebällchen

Eisen, Omega-3-Fettsäuren!

8–10 Sück

- *100 g Hirse*
- *20 g Cashewkernmus*
- *50 g Seidentofu*
- *20 g Walnusskerne*
- *Jodsalz*
- *Koriander*
- *Kokosöl zum Braten*

Hirse in 200 ml Wasser 10 Minuten garen und geschlossen auf der ausgeschalteten Herdplatte ausquellen lassen.
Die Hälfte der Hirse mit dem Cashewkernmus und dem Seidentofu pürieren. Die Walnüsse fein hacken und mit der restlichen Hirse unterkneten. Mit Salz und Koriander würzen.
8–10 Bällchen formen und in Kokosöl braten.

3–4 Tage

Falafel

Protein, Kalzium!

10 Stück

- *120 g Kichererbsenmehl*
- *30 g Couscous*
- *½ TL Backpulver*
- *½ TL Jodsalz*
- *1 EL Olivenöl*
- *Kreuzkümmel*
- *Knoblauch*
- *abgeriebene Zitronenschale*
- *3 EL gehackte Petersilie*
- *1 TL Kokosöl und 1–2 EL Olivenöl zum Braten*

Alle Zutaten miteinander in eine Schüssel geben und vermischen. Dann 200 ml kochendes Wasser langsam einrühren und die Masse 10 Minuten quellen lassen. Evtl. noch etwas Wasser unterkneten und nochmal abschmecken. Ca. 10 Bällchen formen und in Kokosöl und Olivenöl knusprig braten.

3 Tage

Endivien-Suppe

Folsäure!

- *1 kleine Zwiebel*
- *240 g Kartoffeln*
- *1 EL Olivenöl*
- *500 ml Gemüsebrühe*
- *400 g Endiviensalat*
- *100 g Räuchertofu*
- *100 ml Hafer-Cuisine*
- *Kräuterjodsalz*
- *Pfeffer, frisch gemahlen*
- *Zitronensaft*

Zwiebel abziehen. Kartoffeln waschen. Zwiebel und Kartoffeln fein würfeln.
Öl mit 1 EL Wasser erhitzen und die Zwiebel und Kartoffeln darin andünsten und mit der Gemüsebrühe ablöschen. 10 Minuten garen.
Die Hälfte der Kartoffelwürfel mit einem Schaumlöffel herausnehmen und zur Seite stellen.
Den Endiviensalat waschen, putzen, grob schneiden, in die Suppe geben und 2–3 Minuten zugedeckt garen.
Die Suppe fein pürieren.
Räuchertofu fein würfeln und mit den Kartoffelwürfeln und der Hafer-Cuisine zur Suppe geben. Mit den Gewürzen und etwas Zitronensaft abschmecken.

Tipp: Schmeckt auch sehr gut mit Feld- oder Kopfsalat!

Kastaniencreme-Suppe

B-Vitamine!

- *50 g Knollensellerie*
- *50 g Petersilienwurzel*
- *1 Birne*
- *2 rote Zwiebeln*
- *1 EL Kokosöl*
- *1 Rohrohrzucker*
- *160 g gegarte Kastanien*
- *1 Lorbeerblatt*
- *Jodsalz*
- *Pfeffer, frisch gemahlen*
- *Zitronensaft*
- *1 TL Ahornsirup*

Sellerie, Petersilienwurzel und Birne waschen und putzen. Die Zwiebeln abziehen. Sellerie, Petersilienwurzel, Birne und die Zwiebeln würfeln.
Das Kokosöl erhitzen, Sellerie, Petersilienwurzel, Birne und Zwiebeln kräftig darin anbraten. Den Zucker darüberstreuen und leicht karamellisieren lassen. Mit ½ Liter Wasser ablöschen, dann die Kastanien und das Lorbeerblatt hinzufügen. 10 Minuten köcheln lassen.
Das Lorbeerblatt herausnehmen, die Suppe fein pürieren und mit Salz, Pfeffer und Zitronensaft abschmecken. Auf jede Portion ½ TL Ahornsirup geben.

✱ 2 Tage

Reissalat mit Datteldressing

Ballaststoffe, Eisen!

- *100 g Vollkorn-Basmati-Reis*
- *1 TL Currypulver*
- *1 TL edelsüßes Paprikapulver*
- *1 TL Chiliflocken*
- *1 Msp. Zimt*
- *2 EL Sesamöl*
- *Jodsalz*
- *Zitronensaft*
- *20 g Sesam*
- *1 Bund glatte Petersilie*

Für das Datteldressing:

- *50 g entkernte Datteln*
- *150 g Sojajoghurt*
- *1 EL Leinöl mit DHA*
- *½ TL Currypulver*
- *Zitronensaft*

Den Reis nach Packungsanweisung garen. Curry-, Paprikapulver, Chiliflocken und Zimt mit dem Sesamöl verrühren und unter den heißen gegarten Reis ziehen. Mit Salz und Zitronensaft abschmecken.
Den Sesam trocken in einer Pfanne anrösten. Die Petersilie waschen, zupfen, grob schneiden und mit dem Sesam zum Reis geben.
Für das Datteldressing alle Zutaten pürieren, mit dem Zitronensaft abschmecken und auf den Reis tupfen.

✱ 2–3 Tage

Rote-Bete-Salat

Eisen, Omega-3-Fettsäuren, Zink!

- *400 g Rote Bete*
- *200 ml Orangensaft*
- *50 g rote Linsen*
- *½ TL Kreuzkümmel*
- *½ TL Koriander*
- *½ TL Fenchelsamen*
- *1 EL Olivenöl*
- *1 EL Leinöl*
- *Jodsalz*
- *Pfeffer, frisch gemahlen*
- *abgeriebene Orangenschale*
- *6 Walnusskerne*

Die Rote Bete waschen, putzen, im Ganzen garen, abschrecken und anschließend würfeln.

Den Orangensaft aufkochen, die Linsen einrühren, 10 Minuten bissfest garen und weitere 10 Minuten auf der ausgeschalteten Herdplatte ausquellen lassen.

Kreuzkümmel, Koriander und Fenchelsamen trocken in einer Pfanne anrösten und mit den Linsen, der Roten Bete und den Ölen vermischen.

Den Rote-Bete-Salat mit Salz, Pfeffer und Orangenabrieb abschmecken und mit den Walnüssen dekorieren.

Tipp: Besonders lecker mit frischem Koriandergrün.

✻ 3 Tage

Petersiliensalat mit Quinoa

Folsäure, Eisen, Vitamin C!

- *120 ml Gemüsebrühe*
- *60 g Quinoa*
- *1 Knoblauchzehe*
- *40 ml Zitronensaft*
- *Jodsalz*
- *Pfeffer, frisch gemahlen*
- *2 EL Olivenöl*
- *100 g rote Paprika, Rote Bete oder Möhre*
- *100 g glatte Petersilie*
- *2 Minzestängel*
- *30 g Pinienkerne*

Die Gemüsebrühe aufkochen, Quinoa einrühren, 5–10 Minuten köcheln lassen und etwa 15 Minuten auf der ausgeschalteten Herdplatte ausquellen lassen.

Knoblauch abziehen, sehr fein schneiden und mit dem Zitronensaft, Salz und Pfeffer und dem Olivenöl verrühren.

Die Paprika waschen, putzen und in sehr feine Würfel schneiden. Petersilie und Minze waschen, zupfen und fein schneiden. Alles mit dem gegarten Quinoa vermischen und mit Salz und Pfeffer abschmecken.

Pinienkerne trocken anrösten und darüber geben.

✻ 2 Tage

Cremiger Nudelsalat

Kalzium!

- *100 g Vollkorn-Muschelnudeln*
- *1 Glas Kichererbsen (Abtropfmenge 200–230 g)*
- *2 EL Olivenöl*
- *1 EL Rapsöl*
- *2 EL Zitronensaft*
- *1 TL Senf*
- *½ TL Kurkuma*
- *1–2 Msp. Kala Namak*
- *1 saurer Apfel*
- *3 Gewürzgurken*
- *Jodsalz*
- *Schnittlauch*

Die Nudeln sehr weich kochen. Die Kichererbsen samt Sud mit Öl, Zitronensaft, Senf, Kurkuma und Kala Namak pürieren.
Die Nudeln mit der Gabel etwas zerdrücken und mit der Sauce vermischen. Apfel waschen und entkernen. Apfel und Gewürzgurken fein würfeln und unterziehen. Den cremigen Nudelsalat mit Salz würzen und mit Schnittlauchröllchen verfeinern.

2–3 Tage

Linsenkeimlingssalat

Eisen, Vitamin B_2!

- *200 g grüne Linsenkeimlinge (40–50 g Linsen-Trockengewicht)*
- *1 kleine Lauchstange*
- *1 Möhre*
- *1 Apfel*
- *1 EL Olivenöl*
- *1 EL Leinöl*
- *2 EL Zitronensaft*
- *1 TL Dijonsenf*
- *1 TL Agavendicksaft*
- *Jodsalz*
- *Pfeffer, frisch gemahlen*
- *Zitronenthymian*
- *Salbei*
- *40 g Sonnenblumenkerne*

Die Linsenkeimlinge in kochendem Wasser 1 Minute blanchieren und kalt abbrausen. Lauch und Möhre waschen und putzen. Apfel waschen und entkernen. Apfel, Lauch und Möhre fein schneiden.
Olivenöl, Leinöl, Zitronensaft, Senf und Agavendicksaft verrühren, mit den Gewürzen und den Kräutern abschmecken und alle Zutaten gut miteinander vermischen. 30 Minuten ziehen lassen. Die Sonnenblumenkerne trocken in einer Pfanne anrösten und den Salat damit bestreuen.

2 Tage

Einfach keimen

1. Die Samen unter fließendem Wasser spülen.
2. Kleine Samen 1 Stunde, größere bis zu 12 Stunden einweichen.
3. Samen abgießen und in ein feines Küchensieb geben und so stellen, dass das Wasser gut abtropfen kann.
4. 2- bis 3-mal am Tag mit kaltem Wasser durchspülen.
5. Erntezeitpunkt: nach 2–8 Tagen.
6. Vor dem Verzehr alle Hülsenfruchtkeimlinge 1 Minute in kochendem Wasser blanchieren und kalt abschrecken. In der Schwangerschaft alle Keimlinge blanchieren.

Dinkelkeimling-Salat

Kalzium, Vitamin B_2!

> *100 g Dinkelkeimlinge (50 g Dinkel-Trockengewicht)*
> *250 g Pak-Choi*
> *1 Orange*
> *150 g Sojajoghurt*
> *2 EL Leinöl*
> *Zitronensaft*
> *Jodsalz*
> *Pfeffer, frisch gemahlen*

Die Dinkelkeimlinge 1 Minute in kochendem Wasser blanchieren und kalt abbrausen. Pak-Choi waschen, putzen und sehr fein schneiden.
Die Orangen schälen und filetieren.
Joghurt mit Leinöl, Zitronensaft, Salz und Pfeffer abschmecken.
Alle Zutaten miteinander vermischen.

2 Tage

Asia-Päckchen mit Erdnusssauce

Ballaststoffe, Folsäure, Zink!

> *400 g Gemüse (Staudensellerie, Möhre, Paprika, Kohlrabi, Avocado)*
> *100 g Naturtofu*
> *8–10 Reispapierblätter*
> *1 Knoblauchzehe*
> *20 ml Sojasauce*
> *50 g Erdnussmus*

Das Gemüse waschen bzw. schälen und putzen. Gemüse und Tofu in sehr feine, etwa 8–10 cm lange Stifte schneiden.
Die Reispapierblätter nach Packungsanweisung einweichen, das Gemüse jeweils auf die Mitte der Reispapierblätter verteilen, rechts und links die Seiten einklappen und dann aufrollen.
Knoblauch abziehen, fein schneiden und mit der Sojasauce, dem Erdnussmus und 25 ml Wasser glatt rühren.
Die Erdnusssauce zu den Asia-Päckchen servieren.

1 Tag

11 Beikost-Rezepte

Gemüsebreie

Gemüsemus

- *20–40 g Gemüse (Möhre, Kürbis, Pastinake, Blumenkohl, Kohlrabi)*
- *½ TL Rapsöl*

Das geputzte und grob geschnittene Gemüse mit Wasser bedeckt ca. 8 Minuten bissfest garen.
Mit dem Wasser in einem Pürierbecher (dadurch wird es sehr fein) pürieren und das Öl dazugeben.

Gemüse-Kartoffel-Mus

- *50 g Kartoffeln*
- *100 g Gemüse (Möhre, Kürbis, Pastinake, Blumenkohl, Kohlrabi, Rote Bete, Spinat, Brokkoli, Fenchel, Zucchini)*
- *1 EL Rapsöl/Leinöl mit DHA*

Die Kartoffeln schälen, in feine Scheiben schneiden und mit Wasser bedeckt in einem kleinen Topf mit Deckel aufsetzen.
Das geputzte Gemüse in 2–3 cm große Stücke schneiden und auf die Kartoffeln geben. Nach dem ersten Aufkochen die Temperatur reduzieren und 8 Minuten geschlossen weitergaren. Das Gemüse ist dann bissfest und die Kartoffeln sind weich gegart.
Mit dem Wasser in einem Pürierbecher pürieren, evtl. noch etwas Wasser hinzugeben, um die Konsistenz einzustellen. Das Öl unterrühren.

Möhren-Kartoffel-Brei mit Getreide – der Klassiker

- *50 g Kartoffeln*
- *100 g Möhren*
- *50–60 ml Wasser*
- *1 EL Haferflocken (20 g)*
- *1 EL Rapsöl oder Leinöl oder Leinöl mit DHA*
- *1 Msp. Nori-Flocken*

Die Kartoffeln schälen, in feine Scheiben schneiden und mit Wasser bedeckt in einem kleinen Topf mit Deckel aufsetzen.
Die Möhren waschen, putzen, in 2–3 cm große Stücke schneiden und mit den Haferflocken auf die Kartoffeln geben. Nach dem ersten Aufkochen die Temperatur reduzieren und 8 Minuten weitergaren. Das Gemüse ist dann bissfest und die Kartoffeln sind weich gegart. Mit dem Wasser in einem Pürierbecher pürieren, evtl. noch etwas Wasser hinzugeben, um die Konsistenz einzustellen. Das Öl und die Nori-Flocken unterrühren.

Mediterrane Variante

- *50 g Kartoffeln*
- *80 g Zucchini*
- *1 EL rote Linsen (20 g)*
- *3 Kirschtomaten*
- *1 EL Rapsöl oder Leinöl mit DHA*
- *1 Msp. Nori-Flocken*

Die Kartoffeln schälen, in feine Scheiben schneiden und mit Wasser bedeckt in einem kleinen Topf mit Deckel aufsetzen.
Die Zucchini waschen, putzen, in 3–4 cm große Stücke schneiden und mit den roten Linsen auf die Kartoffeln geben. Nach dem ersten Aufkochen die Temperatur reduzieren und 8 Minuten weitergaren. Das Gemüse ist dann bissfest und die Kartoffeln sind weich gegart.
Die Tomaten waschen und putzen.
Das Gemüse mit dem Wasser und den Kirschtomaten in einem Pürierbecher pürieren, evtl. noch etwas Wasser hinzugeben, um die Konsistenz einzustellen. Das Öl und die Nori-Flocken unterrühren.

Orientalische Variante

- *50 g Kürbis*
- *80 g Möhre*
- *60 ml Möhrensaft*
- *1 EL Kichererbsenmehl (15 g)*
- *40 g Apfel*
- *1 EL Leinöl mit DHA*
- *1 Msp. Nori-Flocken*

Kürbis und Möhre waschen und putzen. Dann beides in Möhrensaft 8 Minuten garen. 1 Minuten vor Ende der Kochzeit das Kichererbsenmehl unterrühren.
Den Apfel waschen und entkernen. Das Gemüse mit dem Apfel in einem Pürierbecher fein pürieren und anschließend Leinöl und Nori-Flocken unterrühren.

Grüne Variante

- *50 g Kartoffeln*
- *100 g Spinat evtl. tiefgekühlt*
- *2 EL tiefgekühlte grüne Erbsen (20 g)*
- *50 ml Wasser*
- *30 g Avocado*
- *1 Msp. Nori-Flocken*

Die Kartoffeln schälen, in feine Scheiben schneiden und mit Wasser bedeckt in einem kleinen Topf mit Deckel aufsetzen.
Spinat und Erbsen auf die Kartoffeln geben. Nach dem ersten Aufkochen die Temperatur reduzieren und 8 Minuten weitergaren.
Die Avocado schälen und entsteinen. Das Gemüse mit dem Wasser und der Avocado in einem Pürierbecher pürieren, evtl. noch etwas Wasser hinzugeben, um die Konsistenz einzustellen und die Nori-Flocken unterrühren.

Rote Variante

- *50 g Kartoffeln*
- *100 g Rote Bete*
- *50–60 ml Apfelsaft*
- *1 EL Haferflocken (20 g)*
- *1 EL Leinöl mit DHA*
- *1 Msp. Nori-Flocken*

Die Kartoffeln schälen und die Rote Bete waschen und putzen. Beides in feine Scheiben schneiden und mit Apfelsaft bedeckt in einem kleinen Topf mit Deckel aufsetzen.
Nach dem ersten Aufkochen die Haferflocken einrühren, die Temperatur reduzieren und 12 Minuten weitergaren.
In einem Pürierbecher pürieren, evtl. noch etwas Apfelsaft hinzugeben, um die Konsistenz einzustellen. Das Öl und die Nori-Flocken unterrühren.

Mild-süßliche Variante

- *50 g Süßkartoffel*
- *100 g Fenchel*
- *50 ml Wasser*
- *1 EL Hirseflocken (20 g)*
- *40 g Mandarine*
- *1 TL Rapsöl*
- *1 TL Leinöl mit DHA*
- *1 Msp. Nori-Flocken*

Die Süßkartoffel schälen und den Fenchel waschen und putzen. Beides in feine Scheiben schneiden und mit Wasser bedeckt in einem kleinen Topf mit Deckel aufsetzen.
Haferflocken dazugeben. Nach dem ersten Aufkochen die Temperatur reduzieren und 8 Minuten weitergaren.
Die Mandarine schälen und entkernen. Das Gemüse mit der Mandarine in einem Pürierbecher pürieren, evtl. noch etwas Wasser hinzugeben, um die Konsistenz einzustellen. Das Öl und die Nori-Flocken unterrühren.

Kohl-Variante

- *50 g Kartoffeln*
- *50 ml Wasser*
- *80 g Spitzkohl*
- *1 EL Polenta*
- *40 g Birne*
- *1 EL Rapsöl*
- *1 Msp. Nori-Flocken*

Die Kartoffeln schälen und in feine Scheiben schneiden und mit Wasser bedeckt in einem kleinen Topf mit Deckel aufsetzen.
Den Spitzkohl waschen, putzen, fein schneiden und auf die Kartoffeln geben. Nach dem ersten Aufkochen die Temperatur reduzieren, die Polenta einrühren und 8 Minuten weitergaren.
Die Birne waschen und entkernen. Das Gemüse mit der Birne in einem Pürierbecher pürieren, evtl. noch etwas Wasser hinzugeben, um die Konsistenz einzustellen. Das Öl und die Nori-Flocken unterrühren.

Obst-Getreide-Breie

Obst-Getreide-Brei – der Klassiker

- *1 EL Haferflocken (20 g)*
- *50 ml Wasser*
- *100–150 g Apfel, Birne*
- *1 TL Rapsöl*

Haferflocken mit Wasser im Pürierbecher mindestens 1 Stunde einweichen. Das Obst waschen, entkernen und klein schneiden. Das kleingeschnittene Obst zu den Haferflocken geben und alles durchpürieren. Zum Schluss das Öl unterrühren.

Pfirsich-Hafer-Brei

- *1 EL Haferflocken (20 g)*
- *50 ml Wasser*
- *150 g Pfirsich*
- *1 Dattel*
- *1 TL Mandelmus*

Haferflocken mit Wasser im Pürierbecher mindestens 1 Stunde einweichen. Den Pfirsich waschen, entkernen und klein schneiden. Die Dattel entkernen und klein schneiden. Obst, Mandelmus und Dattel zu den Haferflocken geben und pürieren.

Bananen-Dinkel-Brei

- *1 EL Dinkelflocken (20 g)*
- *50 ml Möhrensaft*
- *100 g Banane*
- *40 g Avocado*

Dinkelflocken mit Möhrensaft im Pürierbecher mindestens 1 Stunde einweichen.
Die Banane und die Avocado schälen und klein schneiden. Avocado und Banane zu den Dinkelflocken geben und pürieren.

Apfel-Zwieback-Brei

- *2 ungesüßte Vollkorn-Zwieback (ca. 20 g)*
- *50 ml Apfelsaft*
- *150 g Apfel*
- *40 g Avocado*
- *1 Trockenaprikose*
- *1 TL Cashewmus*

Zwiebacke mit Apfelsaft im Pürierbecher mindestens 1 Stunde einweichen. Den Apfel waschen, entkernen und klein schneiden. Avocado schälen. Apfel und Avocado mit den restlichen Zutaten zum Zwieback geben und pürieren.

Birne-Kastanien-Brei

- *150 g Birne*
- *2–3 gegarte Kastanien (25–30 g)*
- *1 Dattel*
- *1 TL Rapsöl*

Die Birne waschen, entkernen und klein schneiden. Alle Zutaten im Pürierbecher pürieren, die Konsistenz evtl. mit Wasser einstellen.

Blaubeer-Hafer-Brei

- *1 EL Haferflocken (20 g)*
- *30 ml Haferdrink*
- *125 g Blaubeeren*
- *25 g Banane*
- *1 TL Mandelmus*

Haferflocken mit dem Haferdrink im Pürierbecher mindestens 1 Stunde einweichen.
Die Blaubeeren waschen und verlesen. Die Banane schälen. Das Obst und Mandelmus zu den Haferflocken geben und pürieren.

Aprikosen-Hirse-Brei

- *1 EL Hirseflocken (20 g)*
- *30 ml Mandeldrink*
- *150 g Aprikosen*
- *1 TL Leinöl*

Hirseflocken mit Mandeldrink im Pürierbecher mindestens 1 Stunde einweichen.
Die Aprikosen waschen und entkernen. Aprikosen und das Leinöl zu den Hirseflocken geben und pürieren.

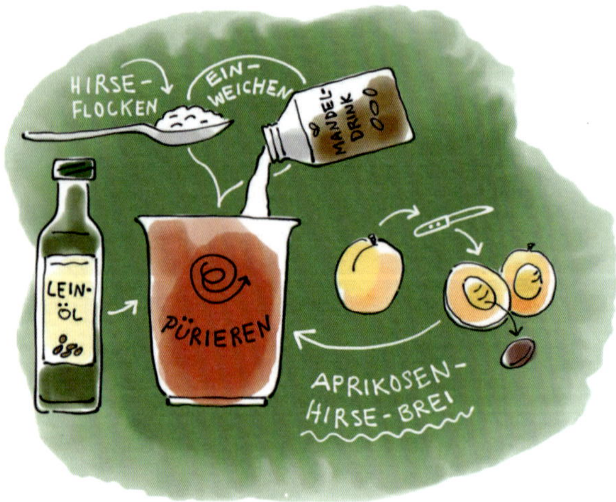

Getreide-Breie

Getreide-Brei – der Klassiker

- *180 ml Wasser*
- *2 ½ EL Dinkelvollkorngrieß*
- *6 Messlöffel Säuglingsmilchnahrung auf Sojabasis*
- *20–30 g pürierter Apfel oder pürierte Birne*

Wasser und Dinkelvollkorngrieß zum Kochen bringen, 2–3 Minuten köcheln und von der Herdplatte nehmen. Die Säuglingsmilchnahrung unterrühren, Obstmus unterziehen.
Dieser Brei **ersetzt** eine Muttermilchmahlzeit!

Haferdrink-Getreide-Brei

- *200 ml Haferdrink (mit Kalzium angereichert)*
- *2 ½ EL Dinkelvollkorngrieß*
- *1 TL weißes Sesammus*
- *20–30 g Beeren oder anderes püriertes Obst*

Haferdrink und Dinkelvollkorngrieß zum Kochen bringen, 2–3 Minuten köcheln und von der Herdplatte nehmen. Das Sesammus und die Beeren unterrühren.
Dieser Brei **ergänzt** eine Muttermilchmahlzeit, er ersetzt sie nicht!

Mandel-Kastanien-Brei

- *200 ml Mandeldrink (mit Kalzium angereichert)*
- *1 EL Kastanienmehl*
- *1 ½ EL Dinkelvollkorngrieß*
- *20–30 g Banane*

Mandeldrink mit Kastanienmehl und Dinkelvollkorngrieß zum Kochen bringen, 2–3 Minuten köcheln und von der Herdplatte nehmen. Die Banane schälen, verkneten und unterziehen.
Dieser Brei **ergänzt** eine Muttermilchmahlzeit, er ersetzt sie nicht!

Hirse-Getreide-Brei

- *100 ml Haferdrink*
- *100 ml Sojadrink*
- *2 ½ EL Hirseflocken*
- *1 TL Leinöl*
- *20–30 g frisches Obstmus*

Haferdrink und Sojadrink mit den Hirseflocken zum Kochen bringen, 2–3 Minuten köcheln und von der Herdplatte nehmen. Leinöl und das Obstmus unterrühren.
Dieser Brei **ergänzt** eine Muttermilchmahlzeit, er ersetzt sie nicht!

Fäustlinge

Apfel-Mandel-Fäustlinge

10–12 Stück
- *50 g feine Haferflocken*
- *60 ml Mandeldrink*
- *2 Datteln*
- *170 g pürierter Apfel*
- *1 EL Mandelmus*
- *25 g Dinkel-Vollkorngrieß*

Haferflocken in Mandeldrink mindestens 1 Stunde einweichen.
Den Backofen auf 160 °C vorheizen.
Die Datteln sehr fein würfeln und mit den restlichen Zutaten unter die Haferflocken rühren. Mit einem Teelöffel ca. 10–12 Häufchen auf ein mit Backpapier ausgelegtes Backblech setzen. Diese Häufchen in eine längliche Form bringen. Die Apfel-Mandel-Fäustlinge 20 Minuten backen.

4–5 Tage

Kürbis-Möhren-Fäustlinge

10–12 Stück
- *50 g feine Haferflocken*
- *60 ml Möhrensaft*
- *100 g Kürbis*
- *100 g Möhre*
- *25 g Dinkel-Vollkorngrieß*

Haferflocken in Möhrensaft mindestens 1 Stunde einweichen. Kürbis und Möhre waschen, putzen, würfeln und 5–8 Minuten in 50 ml Wasser bissfest garen. Anschließend pürieren. Gemüsemus und Grieß unter die Haferflocken rühren.
Den Backofen auf 160 °C vorheizen. Mit einem Teelöffel ca. 10–12 Häufchen auf ein mit Backpapier ausgelegtes Backblech setzen. Diese Häufchen in eine längliche Form bringen. Die Kürbis-Möhren-Fäustlinge 20 Minuten backen.

4–5 Tage

Dinkel-Rosinen-Fäustlinge

16 Stück

- *½ Würfel Hefe*
- *150 ml Reisdrink*
- *250 g Dinkel-Vollkornmehl*
- *1 EL Rosinen*
- *1 EL Rapsöl*

Die Hefe im Reisdrink auflösen. Das Mehl mit einem Kochlöffel unterrühren und den Teig 10 Minuten gut durchkneten. Die Rosinen fein hacken und mit dem Rapsöl unter den Teig kneten. Anschließend 30 Minuten gehen lassen. Dann den Teig erneut gut durchkneten und in 16 Teile teilen, Kugeln formen und diese Kugeln in der Mitte taillieren oder zu einer Tropfenform formen. Auf ein mit Backpapier ausgelegtes Backblech setzen.
Den Ofen auf 180 °C vorheizen.
Die Dinkel-Rosinen-Fäustlinge ca. 15 Minuten backen.

2–3 Tage

Dinkel-Fäustlinge

10–12 Stück

- *½ Würfel Hefe*
- *150 ml abgekühlter Fencheltee*
- *250 g Dinkel-Vollkornmehl*
- *1 EL Rapsöl*

Die Hefe in Fencheltee auflösen. Das Mehl mit einem Kochlöffel unterrühren und den Teig 10 Minuten gut durchkneten. Das Rapsöl unter den Teig kneten. Anschließend 30 Minuten gehen lassen. Den Teig erneut gut durchkneten und in 16 Teile teilen, Kugeln formen und diese Kugeln in der Mitte taillieren oder zu einer Tropfenform formen. Auf ein mit Backpapier ausgelegtes Backblech setzen.
Den Ofen auf 180 °C vorheizen.
Die Dinkel-Fäustlinge ca. 10 Minuten backen.

2–3 Tage

Gemüse-Fäustlinge

- *Möhre, Kürbis, Kohlrabi, Steckrübe, Brokkoli-Stiele, Pastinake*

Gemüse in 10 cm lange Stifte schneiden. Die Gemüsestifte so lange dämpfen bzw. dünsten, dass sie noch so fest sind, dass sie zwar gegessen, aber nicht mit der Hand zerdrückt werden können.

Dinkelstangen

- *½ Würfel Hefe*
- *250 g Dinkelvollkornmehl*
- *20 ml Rapsöl*

Die Hefe in 150 ml lauwarmem Wasser auflösen. Das Mehl einarbeiten und zum Schluss das Rapsöl unterkneten. 10 Minuten kneten, dann 45 Minuten zugedeckt an einem warmen Ort gehen lassen.

Den Backofen auf 200 °C vorheizen. Jeweils ein Stück Teig, ungefähr von der Größe einer kleinen Aprikose, zu einer Kugel formen und dann mit der flachen Hand auf der Arbeitsfläche zu einer etwa 20 cm langen Teigrolle mit einem Durchmesser von 0,8–1 cm formen.

Die Dinkelstangen auf ein mit Backpapier ausgelegtes Blech legen und sofort 10 Minuten bei 200 °C und weitere 15–20 Minuten bei 180 °C backen.

14 Tage+

12 Wochenpläne

Diese Pläne sind als Anregung gedacht – in der Praxis können Sie diese auf mehrere Wochen strecken, eigene Rezepte einfließen lassen, Wiederholungen liebgewonnener Rezepte sind natürlich erwünscht. Reste bzw. Mitgebrachtes bieten vielfältige Variationsmöglichkeiten in den Plänen.

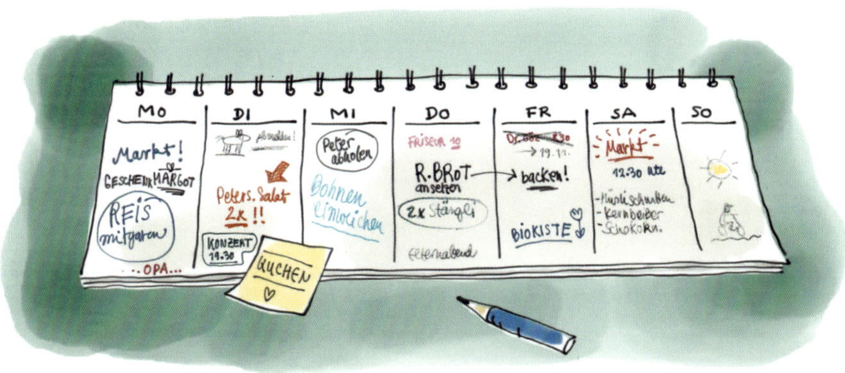

Plan für berufstätige, schwangere Frauen

	Montag	Dienstag	Mittwoch	Donnerstag	Freitag	Samstag
Frühstück	Bircher Müsli	Hirse-Orangen-Müsli	Bircher Müsli	Hirse-Orangen-Müsli	Bircher Müsli	Roggenbrot mit Leinsamen + Frischcreme + Obstsalat + grüner Smoothie
1. Zwischenmahlzeit	Roggenbrot mit Leinsamen + Aufstrich + Frischkost als Fingerfood	Ölsaatenbrot mit Aufstrich + grünes Smoothie	Roggenbrot mit Leinsamen + Aufstrich + Frischkost als Fingerfood	Ölsaatenbrot + Bananen-Schoko-Drink	Roggenstängli + Frischkost als Fingerfood	
Mittagessen/ leichte Hauptmahlzeit	Linsenkeimling-Salat	Reissalat mit Datteldressing	Petersilien-Salat	Falafel + Frischkost als Fingerfood	Sojajoghurt + Studentenfutter	Apfel-Pfannkuchen aus dem Ofen
2. Zwischenmahlzeit/Kleinigkeit	Kernbeißer/ Schokoknusper/ Müslischnitten	Kernbeißer/ Schokoknusper/ Müslischnitten	Kernbeißer/ Schokoknusper/ Müslischnitten	Kernbeißer/ Schokoknusper/ Müslischnitten	Kernbeißer/ Schokoknusper/ Müslischnitten	
Abendessen/ warme Hauptmahlzeit	Frischkost/Salat + Reis mit Linsen + Wokgemüse	Petersiliensalat + Nudeln mit Champignons	Frischkost/Salat + Falafel + Möhren-Joghurt-Creme + Bröselkartoffeln	Italienische Bohnensuppe + Roggenstängli	Frischkost/Salat + Wokgemüse + Zitronentofu + Couscous	Frischkost/Salat + Tomaten-Walnuss-Pizza + Stracciatella-Pudding

Getränke: 1,5 bis 2,5 Liter Wasser/Tee/Saftschorlen
Vit. B_{12} + Vit. D-Substitution

Plan für die Stillzeit

	Montag	Dienstag	Mittwoch	Donnerstag	Freitag	Samstag
Frühstück	Bircher Müsli	Hirse-Orangen-Müsli	Porridge mit Mandeldrink	Hirse-Orangen-Müsli	Bircher Müsli	Toastbrot mit Aufstrich + Frischkost + grüner Smoothie
1. Zwischenmahlzeit	Roggenstängli + Frischkost	Roggenbrot mit Leinsamen + Avocado-Creme	Studentenfutter + Gemüsesaft	Ölsaatenbrot + Frischkost	Müslischnitten + Sojadrink mit Obst püriert	
Mittagessen	Frischkost/Salat Rahmspinat mit Kartoffelmus + panierter Tofu	Italienische Bohnensuppe	Frischkost/Salat Fenchel in Tomatensauce + Polentaschnitten	Frischkost/Salat Risotto mit Kürbis und Kastanien	Frischkost/Salat Sauerkraut mit Ayvar + gelbes Erbsenpüree + Räuchertofu mit Sesam	Frischkost/Salat Nudeln mit Champignons
2. Zwischenmahlzeit/Kleinigkeit	Schokoknusper mit frischem Obstsaft	Haselnuss-Couscous	Tofu-Cashew-Creme	Bananen-Schoko-Drink	Sojajoghurt	Apfel-Pfannkuchen aus dem Ofen
Abendessen	Kastaniencremesuppe mit Brot	Brotmahlzeit + Aufstrich + Frischkost	Reissalat mit Datteldressing	Brotmahlzeit mit Avocadocreme	Rote-Bete-Salat mit Ölsaatenbrot	Gemüse-Quiche mit Frischkost

Getränke: 1,5 bis 2,5 Liter Wasser/Tee/Saftschorlen
Vit. B_{12} + Vit. D-Substitution

Organisationstipps

Montagabend:
Reis für Reissalat am Dienstagmittag mitgaren.
Dienstagabend:
doppelte Portion Petersiliensalat für Mittwochmittag zubereiten.
Mittwochabend:
doppelte Portion Falafel für Donnerstagmittag zubereiten,
Bohnen für Donnerstagabend einweichen.
Donnerstag:
doppelte Portion Roggenstängli für Freitag backen.
Roggenbrot ansetzen.
Freitag:
Roggenbrot backen.
Samstag:
Kernbeißer, Schokoknusper, Müsli-Schnitten für die kommende Woche backen.

Service

Die Autoren

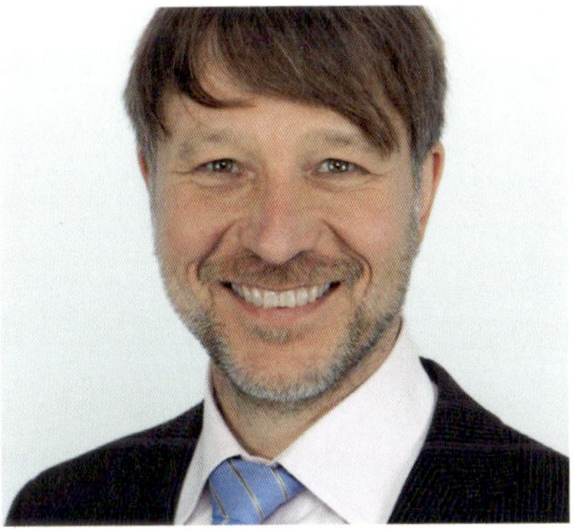

Dr. Markus Keller

(Jahrgang 1966) ist Ernährungswissenschaftler, Gründer des Instituts für alternative und nachhaltige Ernährung (IFANE) und leitet als Hochschullehrer den Studiengang Vegan Food Management an der Fachhochschule des Mittelstands (FHM). Er ist an zahlreichen Forschungsprojekten und Publikationen zu veganer, vegetarischer und nachhaltiger Ernährung beteiligt. Er lebt mit seiner Familie bei Gießen.

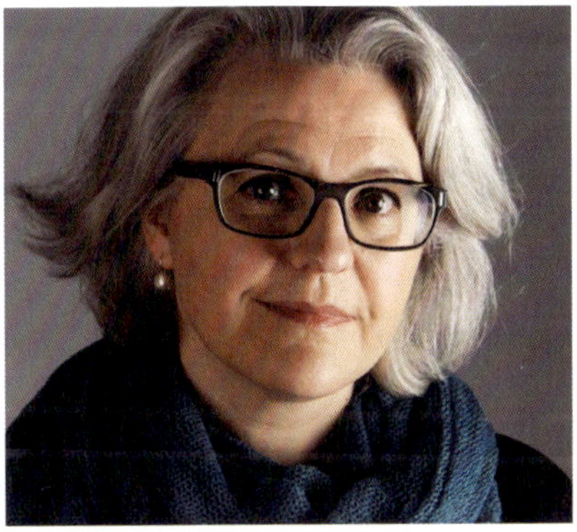

Edith Gätjen

(Jahrgang 1962) ist Ökotrophologin, systemische Paar- und Familientherapeutin in eigener Praxis und UGB Dozentin im Bereich vegetarischer und veganer vollwertiger Familienernährung. Sie ist als Lehrbeauftragte an der Hochschule für Gesundheit in Bochum und Ausbilderin für Ernährungsfachkräfte und Hebammen an verschiedenen Institutionen tätig. Sie lebt mit ihrer Familie in Köln.

Zum Weiterlesen

Gätjen E, Keller M (2014):
Das genial vegetarische Familienkochbuch.
Trias, Stutgart

Hekmati J (2015):
Das vegane Familienkochbuch.
ars vivendi, Cadolzburg

Leitzmann C, Keller M (2013):
Vegetarische Ernährung.
Ulmer, Stuttgart. 3. Aufl.

Fachseminare zu veganer Ernährung

Die Autoren Dr. Markus Keller und Edith Gätjen bieten zusammen mit dem Verband für Unabhängige Gesundheitsberatung e. V. (UGB) regelmäßig Fort- und Weiterbildungsseminare zu veganer Vollwert-Ernährung an. Weitere Informationen unter www.ugb.de (→ Seminare → Vegane Ernährung).

Bildquellen

Alle Illustrationen stammen von Susanne Dinkel (www.dinkel-illustrationen.de).

Die Bio-Logos und Fair Trade-Siegel auf den Seiten 21 und 25 stammen mit freundlicher Genehmigung von der Europäische Kommission, Bundesanstalt für Landwirtschaft und Ernährung, Bioland e. V., demeter e. V., Verbund Ökohöfe e. V., Ecoland e. V., Naturland – Verband für ökologischen Landbau e. V., Gäa e. V. Ökologischer Landbau, Ökologischer Anbauverband Biokreis e. V., Ecovin e. V., Bioparkt e. V., TransFair e. V., Gepa – the fair trade company, dwp eG Fairhandelsgenossenschaft und EL PUENTE.

S. 22/23: Saisonkalender Heimisches Obst und Gemüse: www.verbraucherzentrale.de

S. 183: Fachhochschule des Mittelstands, Bielefeld (Porträt Dr. Markus Keller) und Lennart Gätjen (Porträt Edith Gätjen).

Register

Bibliografische Information der Deutschen Nationalbibliothek
Die Deutsche Nationalbibliothek verzeichnet diese Publikation in der Deutschen Nationalbibliografie; detaillierte bibliografische Daten sind im Internet über http://dnb.d-nb.de abrufbar.

Wollgrasweg 41, 70599 Stuttgart (Hohenheim)
E-Mail: info@ulmer.de
Internet: www.ulmer-verlag.de
Lektorat: Anja Fleischhauer, Antje Munk, Lisa Seibel
Herstellung: Martina Gronau
Umschlagentwurf: Anna Schwan
Innenlayout und Satz: Atelier Reichert, Stuttgart
Druck und Bindung: Friedrich Pustet, Regensburg
Printed in Germany

ISBN 978-3-8001-5126-4

Hier können Sie weiterlesen:

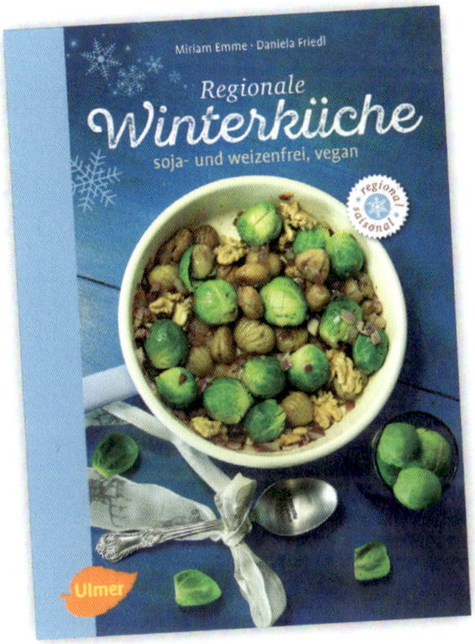

So schmeckt der Winter

Dieses Buch zeigt, was man aus regionalem Wintergemüse und feinen Gewürzen alles Tolles zaubern kann: ob Kürbis-Cappuccino mit Curry und Haferschaum zur Vorspeise, Flammkuchen mit Rotkohl und Walnüssen als Hauptgang und Birnen-Gewürz-Strudel als winterliches Dessert. Die weizenfreien veganen Rezepte, die zudem ganz ohne Soja auskommen beweisen: vegan regional kochen im Winter gelingt – und schmeckt!

Regionale Winterküche.

Soja- und weizenfrei, vegan. M. Emme, D. Friedl. 2016.
160 S., 88 Farbfotos, geb. ISBN 978-3-8001-0841-1.

Live vegan – eat local

Lisa Pfleger stellt über 140 Rezepte vor, von einfach und schnell bis raffiniert und vielschichtig – aber immer super lecker. Für die alltagstauglichen Rezepte sind die meist saisonalen Zutaten einfach in der eigenen Region zu beschaffen. Immer wieder regen die Rezepte dazu an, Neues auszuprobieren: einmal selbst auf Wildkräuterpirsch zu gehen oder vitaminreiche Keimlinge auf der Fensterbank sprießen lassen– so gibt man den Rezepten einen ganz eigenen Pfiff.

Vegan, regional, saisonal.

Einfache Rezepte für jeden Tag. L. Pfleger. 2014.
192 Seiten, 150 Farbfotos, geb. ISBN 978-3-8001-8068-4.

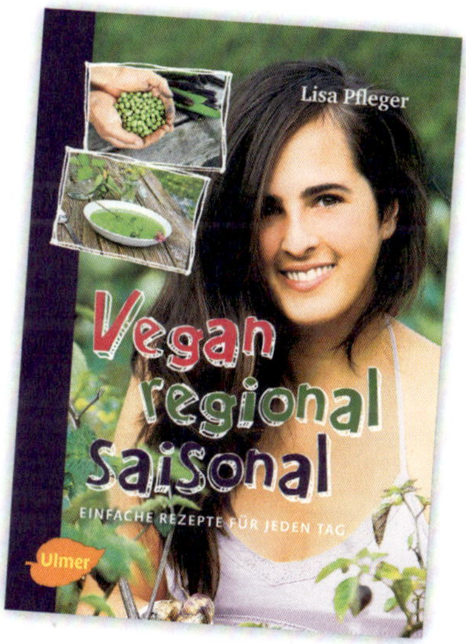

www.ulmer.de

Ulmer